Dr. med. Gerd Gottschalk
Dr. med. Jutta Erxleben-Neis
Dipl. oec. troph. Maren Krüger

Diabetes wird leichter

Dr. med. Gerd Gottschalk – Dr. med. Jutta Erxleben-Neis
Dipl. oec. troph. Maren Krüger

Diabetes ...

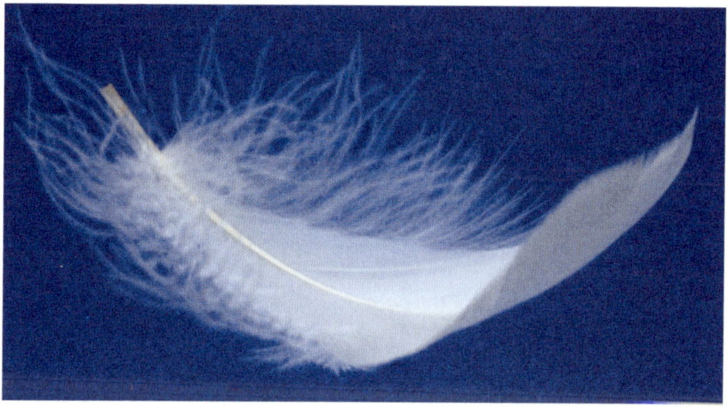

... wird leichter

Bessere Blutwerte – weniger Gewicht

MOEWIG

Die Ratschläge in diesem Buch wurden von Autoren und Verlag sorgfältig erwogen und geprüft, dennoch kann eine Garantie nicht übernommen werden. Eine Haftung der Autoren bzw. des Verlags und seiner Beauftragten für Personen-, Sach- oder Vermögensschäden ist ausgeschlossen.

www.moewig.de

Originalausgabe

Illustrationen Saisonkalender und Nährwerttabelle: Nadine Redlich
Übrige Illustrationen: Olaf Albers
Fotos: Nils-Hendrik Zündorf
Printed in Germany

ISBN 10: 3-8118-1896-1
ISBN 13: 978-3-8118-1896-5

Inhalt

Vorwort

Diabetes ist die Volkskrankheit Nummer eins in Deutschland. Fünf Millionen Menschen werden zurzeit in Arztpraxen behandelt, und es gibt mindestens genauso viele unentdeckte Fälle. Sie sind also nicht allein! Diabetes ist inzwischen keine Krankheit mehr, die erst in der zweiten Lebenshälfte auftritt. Immer mehr Jugendliche und Kinder sind betroffen. Ungesunde Ernährung, zu wenig Bewegung und ein hohes Gewicht sind die Ursachen für die rasche Ausbreitung.

»Treiben Sie Sport und essen Sie weniger«, so die einfach klingende aber nur schwer umsetzbare Empfehlung in den meisten Praxen. »Ja früher, da wäre mir das leicht gefallen, aber heute?« wird so mancher Diabetiker denken. Es ist schwer, über Jahrzehnte geprägte Lebensgewohnheiten plötzlich zu ändern. Genau hier setzt dieser Ratgeber an. Er bietet Ihnen eine neue, einfache Lösung: Nach einer wissenschaftlichen Studie der Universität Witten-Herdecke führt der zusätzliche Genuss einer speziellen Vitalkost auf der Basis von Soja, Jogurt und Honig ohne Veränderung der Lebens- und Ernährungsgewohnheiten zu einer Verbesserung der Diabeteseinstellung und sogar zu einer Gewichtsabnahme. Das klingt unglaublich. Aber so, wie die Technik in den letzten drei Jahrzehnten Unvorstellbares möglich gemacht hat und damit das tägliche Leben jedes Einzelnen veränderte, so hat die medizinische Forschung Fortschritte hervorgebracht, die das Leben von Diabetikern jetzt wesentlich erleichtern. Wenn auch Sie in den Genuss dieser Vorteile kommen wollen, dann lesen Sie dieses Buch.

Natürlich erhalten Sie in diesem Buch auch Antworten auf die wichtigsten Fragen rund um die Zuckerkrankheit. Die Autoren zeigen Ihnen, wie Sie mit Hilfe einfacher praktischer Tipps mehr Genuss in Ihre Küche bringen können und was wichtig ist, um fit zu bleiben.

Wir sind überzeugt, dieses Buch wird Sie begeistern. Die Ergebnisse werden Sie am ganzen Körper spüren.

Mit den besten Wünschen für Ihre Gesundheit

Dr. med. Gerd Gottschalk
Facharzt für Allgemeinmedizin, Sport- und Betriebsmedizin
Ehem. Lehrbeauftragter der Universität des Saarlandes
Saarbrücken

Dr. med. Jutta Erxleben-Neis,
Fachärztin für Diabetologie
Saarbrücken

Sieben Tipps, wie Sie den größten Nutzen aus diesem Buch ziehen

1. Lesen Sie jedes Kapitel zunächst durch, damit Sie einen Überblick bekommen. Ergreifen Sie Maßnahmen erst dann, wenn Sie alles gelesen haben. Lesen Sie jedes Kapitel danach noch einmal gründlich! Langfristig gesehen sparen Sie damit Zeit und erreichen mehr.

2. Arbeiten Sie mit diesem Buch! Unterstreichen, markieren, notieren Sie alles, was Ihnen wichtig ist, so dass es ein Teil von Ihnen wird.

3. Überlegen Sie genau, wie Sie die Empfehlungen und Tipps in Ihren Alltag einbauen können, und wenden Sie die vorgeschlagenen Empfehlungen bei jeder sich bietenden Gelegenheit an.

4. Zehn Minuten nur für Sie! Überprüfen Sie jeden Tag Ihre Fortschritte, und überlegen Sie sich, was Sie noch verändern möchten. Lassen Sie diesen inneren Tagescheck zur Routine werden, indem Sie ihn stets zur gleichen Zeit an einem ruhigen, ungestörten Ort durchführen. Räumen Sie diesem inneren Tagescheck Priorität ein.

5. Führen Sie ein Diabetiker-Tagebuch, in dem Sie wichtige Punkte und besondere Ereignisse (Restaurantbesuche, Urlaub, Feiertage) notieren. Diese Informationen sind für Sie wertvoll.

6. Nehmen Sie sich jede unserer Empfehlungen einzeln vor, nicht alle auf einmal.

7. Betrachten Sie dieses Buch als einen guten Freund, einen ständigen Begleiter. Nehmen Sie es sich jeden Monat neu vor, bis es ein Teil von Ihnen geworden sind.

Ich habe nur ein bisschen Alterszucker

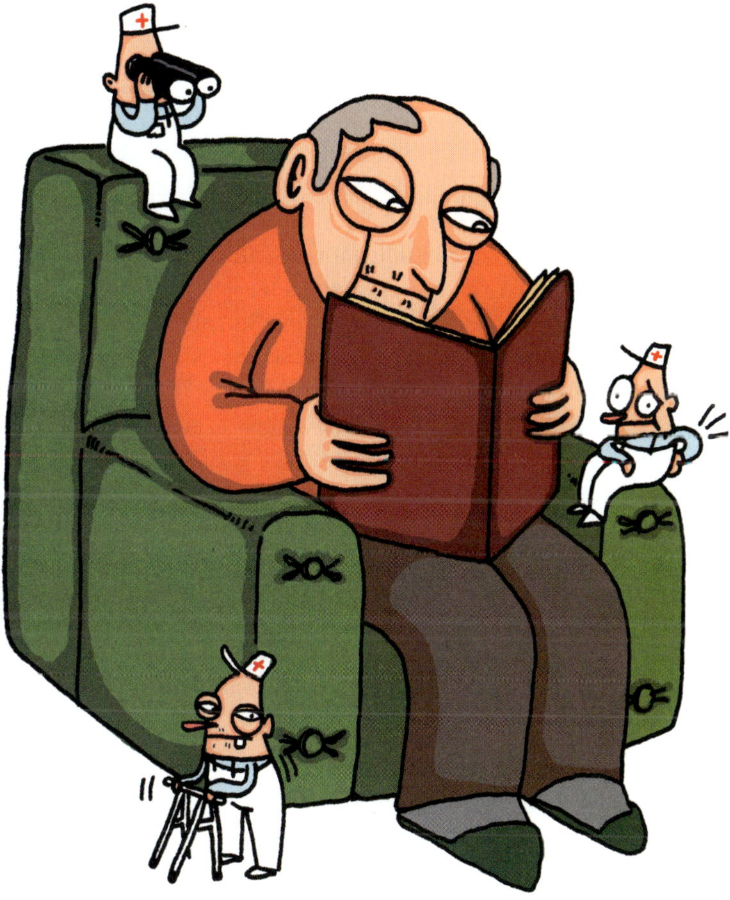

»Eigentlich fühle ich mich noch ganz gut. Der Zeiger der Waage ist in den letzten Jahren weiter nach oben geklettert, aber in meinem Alter ist das ja normal. Gut, im letzten Winter war ich richtig erkältet, und es hat lange gedauert, bis die ›Grippe‹ überstanden war. Eine neue Brille brauche ich wohl auch. Nun hat mir mein Doktor beim letzten Besuch gesagt, Sie haben Alterszucker! Das war ein Schock, und so richtig glauben kann ich es immer noch nicht.«

So oder ähnlich beschreiben viele Patienten, bei denen die Zuckerkrankheit (Diabetes mellitus) festgestellt wurde, ihre Situation. Wenn man die Zusammenhänge kennt, wird deutlich, dass schnelle Ermüdung, die Anfälligkeit für Infekte und das nachlassende Sehvermögen keineswegs Zeichen zunehmenden Alters sind, sondern Anzeichen für die Zuckerkrankheit. Ganz typisch für diese Erkrankung ist, dass sie sich anschleicht und jahrelang unentdeckt bleibt, weil hohe Blutzuckerwerte keine direkten Beschwerden bereiten. Wer seinem Körper nun richtig pflegt und wartet, kann die volle Leistungsfähigkeit wieder zurückerlangen und mit Freude das Leben so richtig genießen. Alterszucker wird medizinisch korrekt als Diabetes mellitus Typ 2b bezeichnet. Der Begriff Alterszucker ist übrigens heutzutage eine irreführende Bezeichnung, denn früher trat diese Form der Krankheit frühestens nach dem 40. Lebensjahr auf, heute entwickeln bereits Kinder einen »Altersdiabetes«.

Wieso wird man plötzlich Diabetiker?

Jeder Mensch hat Zucker (Traubenzucker) im Blut, und der ist auch lebensnotwendig. Traubenzucker ist entweder in Lebensmitteln direkt enthalten oder er wird bei der Verdauung aus in diesen Lebensmitteln enthaltenen Vorstufen gebildet.

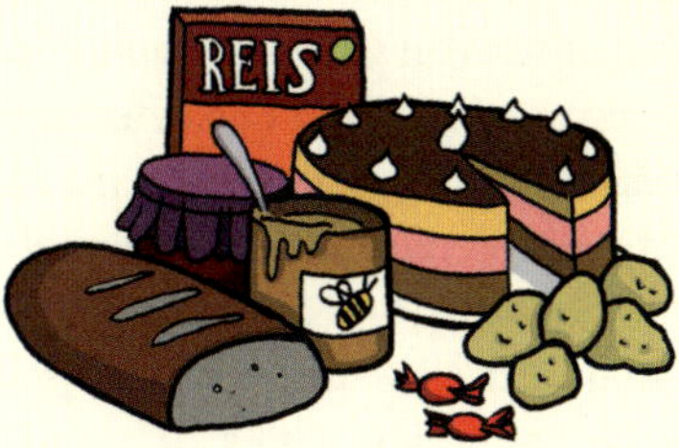

Die wichtigsten Lebensmittel, die Zucker oder Vorstufen davon enthalten, sind z . B. Brot, Kartoffeln, Reis, Nudeln, Mehlspeisen, Kuchen, Gebäck, Honig, Marmelade, Haushaltszucker, Schokolade, Süßigkeiten, zuckerhaltige Limonaden. Auf die Qualität dieser Lebensmittel (vgl. Seite 42, langsame Kohlenhydrate) sollten Diabetiker besonders achten.

Nach einer Mahlzeit mit einem der oben aufgeführten Lebensmittel steigt der Zuckerspiegel im Blut an wie der Wasserspiegel in einem Fluß. In einem gesunden Körper wird nun Insulin ausgeschüttet, was den Zucker aus dem Blut in die einzelnen Körperzellen schleust, sozusagen das Flutwasser abfließen läßt. Der Zuckerspiegel im Blut ist dann wieder im Normalbereich und der Wasserspiegel im Fluß wieder gefallen. Ein gesunder Körper hält den Zuckerspiegel innerhalb enger Grenzen konstant, ähnlich wie ein Deich den Wasserpegel – bis zur Überflutung.

Wenn das Insulin aber nicht mehr vollständig, sondern nur noch zum Beispiel zur Hälfte wirkt, dann hilft sich der Körper zunächst, indem er einfach eine größere Menge Insulin herstellt. Das ist etwa so, wie wenn Ihr PKW plötzlich mehr Benzin benötigt. Sie kommen noch problemlos von Ort A zu Ort B, aber anstatt 8 Liter Benzin braucht der Motor nun 16 Liter. Das erhöht natürlich den Verschleiß und die Kosten, der Motor altert zudem schneller. Ähnliches spielt sich bei der Entstehung des Diabetes in Ihrem Körper ab. Es wird mehr Insulin benötigt, um die gleiche Wirkung zu erzielen, daher ist ständig mehr Insulin als normal im Blut.

Das führt dazu, dass die Blutzuckerwerte über lange Zeit normal, zum Teil sogar vorbildlich sind. Während dieser Zeit sind die Patienten von außen betrachtet gesund. Die Blutzuckerwerte sind zwar normal, aber es ist viel zuviel Insulin im Umlauf. Insulin hat aber eine ganze Reihe von »Nebenwirkungen«: Das Gewicht steigt stetig an, das Hungergefühl nimmt zu, Lebensmittel setzen besonders gut an und man fühlt sich müde und schlapp. Typisch sind Aussagen wie: »Ich schaue ein Stück Kuchen nur an und schon habe ich es auf den Hüften. Es ist einfach ungerecht. Andere essen viel mehr und sind wesentlich dünner.« Dieser Zustand hält jahrelang an. Irgendwann ist der Körper nicht mehr in der Lage, die großen Insulinmengen herzustellen, und produziert einfach weniger. Das ist etwa so, als würde der Deich plötzlich niedriger werden, so dass eine (Zucker-)Flutwelle viel leichter als zuvor über die Ufer treten kann. An dieser Stelle steigt dann der Zuckerspiegel im Blut, und die Zuckerkrankheit tritt offen zu Tage. Der Arzt stellt einen Altersdiabetes fest. Der Insulinpegel ist immer noch höher als bei Gesunden, reicht aber wegen der geringen Wirksamkeit nicht mehr aus, um den Blutzucker ausreichend zu steuern.

Diabetiker wird man nicht plötzlich, sondern über einen langen Zeitraum. Patienten mit Altersdiabetes haben nicht zu wenig, sondern zu viel Insulin im Blut. Viel Insulin macht sehr hungrig und müde und führt zu einer stetigen Gewichtszunahme. Wer also viel Insulin im Blut hat, wird übergewichtig oder wer übergewichtig ist, hat bereits viel Insulin im Blut – und Übergewicht ist der erste Schritt zum Diabetes.

Warum sind hohe Zuckerwerte schlecht?

Auf der einen Seite braucht unser Körper eine gewisse Menge an Zucker im Blut, um lebensfähig zu sein. Auf der anderen Seite zerstört Zucker den Körper wie Rost ein Auto. Das ist so wie mit einem Fluß. Er spendet Trinkwasser, Nahrung und Erfrischung, ist ein Transportweg, also lebensfördernd und erhaltend. Bei einer Flut, die über die Deiche tritt, wirkt er zerstörend. Der gesunde Körper hält daher den Zuckerspiegel in engen Grenzen konstant, so dass der Nutzen überwiegt und der Schaden gering ist. Steigt der Blutzuckerspiegel aber an, so wird der Schaden groß und der Nutzen ist nur gering. Wie groß der Schaden tatsächlich ist, kann der Arzt auf eine einfache Art und Weise mit dem so genannten HbA1c Wert messen. Das klingt kompliziert, ist aber ganz einfach. Ein kleiner HbA1c-Wert bedeutet wenig »Rost«, ein großer viel »Rost«. »Rost« tritt also immer auf, sowohl bei Gesunden als auch bei Diabetikern, deshalb altern Menschen im übrigen auch, aber sie altern unterschiedlich schnell. Ein hoher HbA1c-Wert bedeutet viel »Rost« – also großen Materialverschleiß und damit rasches Altern, ein niedrigerer bedeutet wenig »Rost«, also langes Leben. Daher ist die Bestimmung beider Werte (Blutzucker und HbA1c) in der Arztpraxis oder der Apotheke wichtig.

Werden zu hohe Blutzuckerwerte nicht richtig behandelt, haben sie Folgen. Der Rost vernichtet die Karosserie, den Motor, eben alle metallischen Teile. Das heißt übertragen auf den Menschen: Der Baustoff, aus dem wir bestehen (Eiweiß) wird im Übermaß vernichtet. Schädigungen an Nerven, Blutgefäßen, Nieren, Augen, Beinen und Füßen sind die Folge und führen zu typischen Krankheitszeichen.

Woran erkennt der Arzt Diabetes?

Ganz sicher erkennt der Arzt Diabetes an hohen Blutzuckerwerten. Dabei unterscheidet er zwischen dem Nüchtern-Blutzucker, der morgens vor dem Frühstück gemessen wird, und dem aktuellen Wert, den er zu einer beliebigen Tageszeit misst. Bei Verdacht auf Diabetes macht der Arzt zusätzlich den so genannten Traubenzucker-Toleranztest. Dazu erhalten Sie eine Lösung mit 75 Gramm Traubenzucker zum Trinken, die Ihren Blutzucker zunächst in die Höhe treibt. Sinkt er innerhalb von zwei Stunden nicht stark ab, so spricht dies für einen Diabetes.

Woran erkennt der Arzt einen Diabetes?

- Blutzucker nüchtern: über 110 mg/dl Kapillarblut
- Im Laufe des Tages: über 200 mg/dl Kapillarblut und typische Krankheitsanzeichen
- Zwei Stunden nach Traubenzuckertoleranztest: über 200 mg/dl Kapillarblut

Evidenzbasierte Leitlinien DDG – Aktualisierung 10/2004

Liegt der Nüchtern-Blutzuckerwert im Grenzbereich zwischen 100 und 110 mg/dl und der Zuckerbelastungstest zwei Stunden nach dem Glucose-Toleranztest zwischen 140 und 200 mg/dl, ist die Wahrscheinlichkeit groß, dass man zuckerkrank wird. Dagegen können Sie etwas unternehmen!

Weitere Anzeichen für einen Diabetes

- Sie spüren vermehrt Durst und müssen häufig zur Toilette.
- Sie sind oft müde, fühlen sich schwach und können sich schlecht konzentrieren.
- Ihre Haut juckt, vor allem im Genitalbereich.
- Sie haben Schmerzen in den Beinen, vor allem beim Laufen.
- Wunden heilen schlecht.
- Sie sind ständig hungrig und der Zeiger der Waage steigt immer weiter nach oben.
- Der Arzt stellt erhöhte Blutfettwerte fest.

Gönnen Sie sich öfter eine Inspektion!

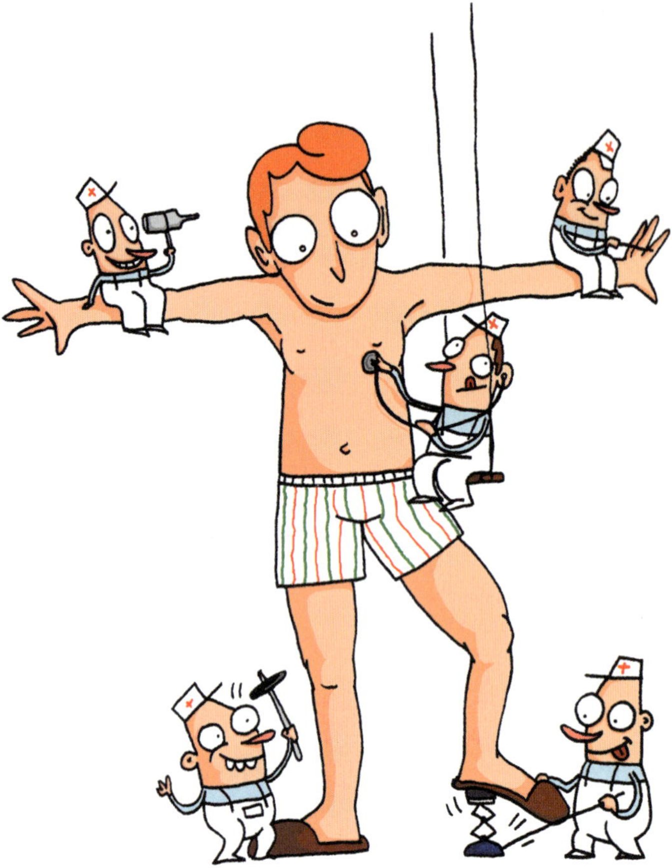

Wichtigstes Ziel jeder Diabetes-Behandlung ist, die Blutzuckerwerte zu senken. Es ist empfehlenswert, stufenweise vorzugehen. Mit den ersten drei Stufen lässt sich in den meisten Fällen eine Zuckerkrankheit ausreichend behandeln.

1. Diabetikerwerte regelmäßig messen
2. leicht und gesund essen und trinken
3. mehr Bewegung
4. Medikamente (Tabletten und/oder Insulin)

Neue Lebens- und Ernährungseinstellungen verbessern die Blutzuckerwerte ebenso wie das Körpergewicht, den Blutdruck und die Blutfettwerte. Das allgemeine Wohlbefinden steigt an. Sie fühlen sich fitter, agiler, jünger und haben wieder mehr Spaß am Leben.

Beginnen wir mit den Diabetikerwerten!

Die kleine und große Blutzucker-Inspektion

Das Ziel, den Zucker auf normale Werte zu senken, kann schneller und besser erreicht werden, wenn Sie vor allem am Anfang den Blutzucker (kleine Inspektion) öfter messen. Wenn Sie später wissen, wie Ihr Körper auf bestimmte Einflüsse (Lebensmittel, Aufregung, Medikamente, Bewegung, Erkältung) reagiert, kann die Zahl der Messungen auch gesenkt werden. Wir empfehlen Ihnen daher, sich ein Blutzucker-Messgerät anzuschaffen. In der Regel wird bei der Verordnung eines Gerätes von der Krankenkasse ein pauschaler Satz erstattet, der die Kosten des Gerätes ganz oder weitestgehend deckt.

Die modernen Geräte sind so klein, dass Sie sich fast unsichtbar an jedem Ort, zu jeder Zeit innerhalb von wenigen Minuten testen können. Achten Sie bei der Auswahl darauf, dass das Anzeigefeld groß genug ist, und Sie den Messwert darauf gut ablesen können. Eine kurze Messzeit ist gerade im Urlaub, unterwegs oder im Restaurant bequem. Es gibt heute Geräte mit einer Messzeit von nur fünf Sekunden. Je winziger der für die Messung benötigte Blutstropfen sein muss, desto besser, denn ein kleiner Blutstropfen bedeutet eine kleine Nadel als Stechhilfe, und das ist angenehmer als eine große! Wichtig ist auch eine Speichermöglichkeit für die gemessenen Blutzuckerwerte und für die Computerfreunde eine PC-Schnittstelle, um die Werte in den Computer zu übertragen.

Empfehlenswert ist z. B. das Gerät *One Touch® Ultra®* der Firma Lifescan. Vielleicht lassen Sie sich das Gerät in einer Apotheke einmal zeigen und probieren es aus. Wie oft Sie als Diabetiker Ihren Blutzucker messen sollten, hängt von der Behandlungsform ab.

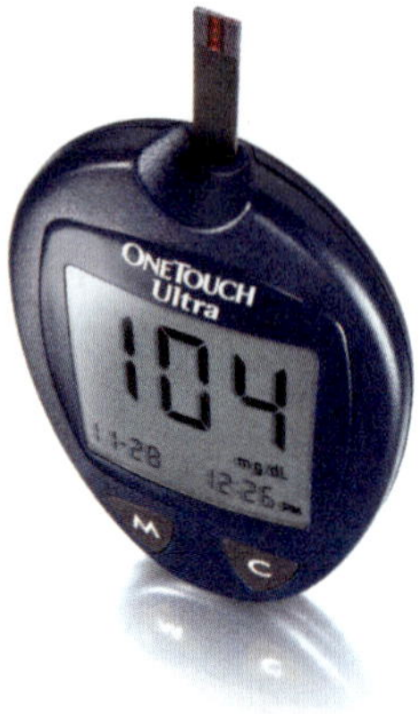

Blutzuckermessgerät *One Touch® Ultra®*, *Lifescan*

Im Anfangsstadium des Diabetes reicht es aus, wenn Sie Ihre Werte an einem Tag in der Woche morgens nüchtern und jeweils circa zwei Stunden nach den Hauptmahlzeiten messen. Diabetiker, die Tabletten einnehmen und/oder Insulin spritzen, sollten häufiger und regelmäßiger messen. Wenn Sie eine Unterzuckerung bemerken, wenn Sie krank sind, vor und nach körperlicher Aktivität (Fahrrad fahren, Schwimmen etc.), vor jeder längeren Autofahrt, im Urlaub oder wenn Sie ab- oder zugenommen haben müssen Sie den Blutzucker häufiger bestimmen. Die Häufigkeit hängt also auch von der Situation ab.

Bei gesunden Menschen liegt der Blutzuckerwert nüchtern zwischen 70 mg/dl und 100 mg/dl, nach den Mahlzeiten zwischen 140 mg/dl und 160 mg/dl. Diese Werte sind optimal.

Wie häufig sollte der Blutzucker gemessen werden?

- **Behandlung durch eine Vitalkost* und Bewegung:**
  Einmal pro Woche: morgens nüchtern sowie zwei Stunden vor den Hauptmahlzeiten
- **Behandlung mit blutzuckersenkenden Medikamenten:**
  Dreimal pro Woche: morgens nüchtern sowie zwei Stunden nach einer Hauptmahlzeit
- **Behandlung mit Insulin:**
  Täglich: vor jeder Insulinspritze sowie sporadisch vor dem Schlafengehen, zwei Stunden vor dem Mittagessen, nachts

Bei der großen Blutzuckerinspektion wird der Langzeitblutzuckerwert, auch HbA1c-Wert genannt, gemessen. Kurz haben

* siehe Kapitel 3, ab Seite 30

wir ihn schon auf Seite 15 angesprochen. Es ist die wichtigste Methode, um festzustellen, ob Ihr Blutzucker gut eingestellt ist. Als so genanntes »Blutzucker-Langzeitgedächtnis« gibt der Wert Auskunft über die Höhe der Blutzuckerwerte der vergangenen zehn Wochen. Ein hoher HbA1c-Wert zeigt, dass der Blutzucker in den letzten Wochen hoch angestiegen sein muss. Ihre Behandlung ist dann noch nicht optimal, und der Arzt wird mit Ihnen gemeinsam prüfen, ob Ihr Behandlungsplan verändert werden muss. Wenn Ihr Diabetes sehr gut eingestellt ist, liegt der HbA1c-Wert unter 6,5 Prozent. Bei einem schlecht eingestellten Diabetes kann er bis auf 15 Prozent ansteigen. Je kleiner der Wert ist, desto besser.

Mit der folgenden Tabelle können Sie Ihren mittleren Blutzuckerzuckergehalt (MBG) der letzten drei Monate aus dem HbA1c ableiten (Diese Werte können in Abhängigkeit von Bestimmungsmethode und Labor geringfügig variieren):

HbA1c (%)	MBG (mg/dl)
16	446,8
15	413,5
14	380,2
13	346,9
12	313,6
11	280,3
10	247,0

HbA1c (%)	MBG (mg/dl)
9	213,7
8	180,4
7	147,1
6	113,8
5	80,5
4	47,2

Empfehlung: Beim Blutzucker-Langzeittest reicht es, wenn Sie **einmal pro Quartal** den Wert in der Arztpraxis oder Apotheke bestimmen lassen. Lassen Sie den Wert direkt in den Diabetiker-Pass (siehe ab Seite 28) eintragen.

Der Urintest

Normalerweise ist kein Zucker im Urin. Wenn der Zuckergehalt im Blut eine bestimmte Schwelle überschreitet, schaffen es die Nieren jedoch nicht mehr, den Zucker im Körper zurückzuhalten. Ein Teil des Zuckers wird dann über den Urin ausgeschieden. Dieser Grenzwert wird als Nierenschwelle bezeichnet. Er liegt bei den meisten Menschen bei einem Blutzuckerwert von 160 mg/dl bis 180 mg/dl.

Wenn beim Test Zucker im Urin nachgewiesen wurde, dann war der Blutzucker zum Zeitpunkt der Urinentnahmen höher als 160 mg/dl.

Der Urinzuckertest zu Hause ist ganz einfach. Sie halten einen Teststreifen in den Urinstrahl. Nach wenigen Minuten wird sich der Streifen verfärben. Am Grad der Verfärbung können Sie ablesen, ob Zucker im Urin enthalten ist. Sobald Sie Zucker im Urin feststellen, ist auch Ihr Blutzuckerspiegel höher als 160 mg/dl, also viel zu hoch. Der Urinzuckertest ist allerdings nur wenig aussagekräftig, weil er nur anzeigt, ob der Blutzuckerwert über 160 mg/dl liegt, aber nicht ermittel, wie hoch der Wert genau ist. Der Urinzuckertest ist daher kein Ersatz für die Blutzuckermessung! Besprechen Sie mit Ihrem Arzt, ob der Urinzuckertest für Sie sinnvoll ist, und wie oft und wann Sie zu Hause testen sollen.

Die Blutdruckkontrolle

Wenn Diabetes erkannt wird, ist oft auch der Blutdruck zu hoch und zwar meist schon längere Zeit. Beim Diabetiker sollte der Blutdruck unter 130/85 mm Hg liegen. Ist dies nicht der Fall, empfiehlt es sich, den Blutdruck täglich einmal zu messen. Wie Sie den Blutdruck richtig messen und welches Gerät für Sie geeignet ist, erfahren Sie in Ihrer Apotheke.

***Tipp:** Lassen Sie den Tag ruhig angehen, und zeigen Sie dem Stress die kalte Schulter. Vielleicht planen Sie kleine Erholungsphasen in Ihren Tagesrhythmus ein, das senkt den Blutdruck. Genießen Sie die frische Luft beim Spaziergang, gehen Sie einmal wieder zu Fuß einkaufen, fahren Sie Rad oder gehen Sie ins Schwimmbad. Selbst wenig Bewegung wirkt sich günstig aus!*

Eiweiß im Harn

Ist der Blutzucker über längere Zeit erhöht, nimmt die Niere Schaden. Das erste Warnsignal dafür ist die Ausscheidung von kleinen Mengen Eiweiß mit dem Urin. Da Sie dies weder sehen noch durch Schmerzen spüren können, ist es ganz wichtig, dass Ihr Urin regelmäßig überprüft wird. Je früher der Arzt erkennt, dass die Nieren nicht richtig arbeiten, um so besser können schwere Komplikationen vermieden werden. Die erste Urinkontrolle nimmt der Arzt direkt nach Feststellung der Zuckerkrankheit vor. Diesen Test wird er ein bis zwei Mal pro Jahr wiederholen.

Es gibt aber auch spezielle Teststreifen für die Selbstkontrolle (Micral-Test®), die Sie in jeder Apotheke erhalten. Auch dieser Test, der mit dem ersten Morgenurin durchgeführt werden muss, ist ganz einfach. Am besten lassen Sie sich in dazu in der Apotheke beraten.

TÜV für die Füße

Vielleicht hat man Ihnen in der Arztpraxis oder Apotheke schon gesagt »Denken Sie daran, *täglich* Ihre Füße zu waschen!« Nehmen Sie diese Empfehlung gelassen, sie ist nicht unverschämt, sondern besonders wichtig. Durch den hohen Zuckergehalt im Blut können die Blutgefäße und auch die Nerven Schaden nehmen. Zuerst macht sich das meist an Beinen und Füßen bemerkbar. Es kann passieren, dass Sie aufgrund des beeinträchtigten Schmerzempfindens kleine Verletzungen an den Füßen, Blasen, Druckstellen oder Hornhautschwielen erst spät entdecken. Wenn gleichzeitig die Durchblutung der Füße verschlechtert ist, heilen Wunden schlechter. Leicht breiten sich Entzündungen und Infektionen aus, ohne dass Sie es bemerken. Beim Waschen nehmen Sie Ihre Füße aber genau unter die Lupe und haben so die Möglichkeit, frühzeitig Verletzungen oder Veränderungen zu erkennen und etwas dagegen zu unternehmen. Wenn Sie Rötungen, Risse, Schwellungen oder andere Veränderungen feststellen oder merken, dass Wunden schlecht heilen oder sich entzünden, sprechen Sie unbedingt Ihren Arzt darauf an.

Anzeichen für Durchblutungsstörungen sind:

- Schmerzen beim Gehen in den Waden und Füßen und Besserung beim Stehenbleiben,
- kalte Füße,
- marmorierte, bläuliche Haut.

Hinweise für Nervenschädigungen sind:

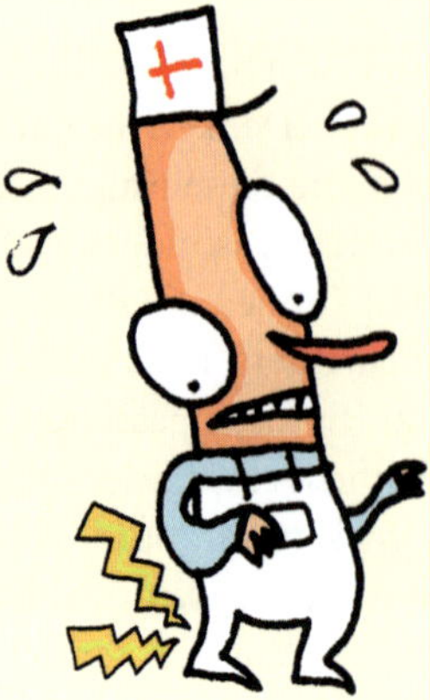

- Kribbeln,
- »Einschlafen« der Füße,
- trockene, rissige Haut,
- Gefühlsstörungen,
- brennende, stechende Schmerzen in Ruhe,
- gestörtes Empfinden für warm und kalt,
- vermindertes oder fehlendes Schmerzempfinden.

Tipps für die richtige Fußpflege

- Prüfen Sie Ihre Füße vor dem täglichen Waschen auf Druckstellen, Blasen, Hühneraugen, Risse in der Haut, Verletzungen, Entzündungen, eingewachsene Fußnägel.
- Trocknen Sie vor allem die Zehenzwischenräume nach dem Waschen gut ab. Trocken föhnen bei geringer Hitze ist ein Tipp. Pilze lassen sich gern auf warmer und feuchter Haut nieder.
- Laufen Sie nicht barfuß! In Hallenbädern oder Hotelzimmern lauern Fußpilze.
- Am Strand oder im Gras liegen Muscheln, Scherben oder kleine Nägel, an denen Sie sich verletzen können, ohne dass Sie es merken.
- Prüfen Sie die Wassertemperatur mit einem Thermometer beim Bad oder Fußbad, bevor Sie die Füße hineinstecken! Wieso? Weil Diabetiker durch Nervenvorschädigungen oft die Hitze nicht wahrnehmen und so die Haut durch zu heißes Baden schädigen.

- Verwöhnen Sie Ihre Füße durch Pflege mit einer fetthaltigen Hautcreme.
- Verwenden Sie nur eine Nagelpfeile und keine Schere oder Zange zur Nagelpflege!
- Lassen Sie Ihre Füße regelmäßig von einer Fußpflegerin behandeln! Informieren Sie sie über Ihren Diabetes!
- Tragen Sie bequeme und möglichst flache Schuhe! Achten Sie darauf, dass die Schuhe aus Leder sind! Schuhe aus Kunststoff oder Turnschuhe fördern die Schweißbildung.
- Überprüfen Sie die Schuhe vor dem Anziehen auf störende Unebenheiten, wie Steine, verrutschte Sohlen oder loses Futter!
- In geschlossenen Schuhen sind die Füße besser geschützt! In Sandalen oder Latschen bekommen Ihre Füße schneller eine Hornhaut!
- Informieren Sie sich in orthopädischen Fachgeschäften über spezielle Einlegesohlen oder Fußbetten für Ihre Schuhe!

Neue Besen kehren gut – Mundhygiene

Für Diabetiker ist das Thema Mundhygiene besonders wichtig. Sind die Blutzuckerwerte über längere Zeit erhöht, fließt das Blut nicht mehr so gut. Die Schleimhäute im Mund bekommen nicht genügend Sauerstoff und Nährstoffe. Krank machende Bakterien können sich ungehindert vermehren.

Gleichzeitig wird bei hohen Blutzuckerwerten weniger Speichel gebildet. Speichel kann jedoch kleine Defekte im Zahnschmelz reparieren und damit einer Schädigung der Zähne entgegenwirken.

Diabetiker haben also ein erhöhtes Risiko, an Karies und Entzündungen im Bereich des Zahnfleisches zu erkranken. Sorgfältige Mundhygiene ist das für Sie daher A und O. Dazu gehört:

- Zweimal täglich Zähne putzen.
- Zweimal im Jahr zum Zahnarzt gehen (Plaque- und Zahnsteinentfernung).
- Auf die richtige Putztechnik achten.
- Die Zähne mit einer kariesvorbeugenden Zahnpasta (Fluoridgel) und durch die tägliche Anwendung von Zahnseide schützen.
- Ein geschwächtes Immunsystem kann durch Vitamin C und Zink gestärkt werden.

All diese Maßnahmen wirken erst richtig, wenn das Rauchen aufgegeben wird.

Der Gesundheitspass Diabetes

So wie der Personalausweis, gehört auch der Diabetes-Pass in die Tasche eines jeden Diabetikers! In dieses Heft werden alle notwendigen Informationen über die Krankheit und ihren Verlauf eingetragen. Nehmen Sie diesen Pass zu jedem Besuch in die Arztpraxis mit. Der Arzt und sein Diabetes-Team tragen hier die mit Ihnen besprochenen kurz- und langfristigen Behandlungsziele ein: Wie soll der Blutzuckerwert im nächsten Quartal oder in einem Jahr aussehen, wie soll der HbA1c-Test ausfallen? Es werden auch alle gemessenen Werte und Befunde rund um Ihren Diabetes eingetragen. Angaben zu Blutdruck, Blutzucker, Gewicht, HbA1c, Cholesterin, Augen- und Nervenuntersuchungsbefunde, Ergebnisse der Beinuntersuchung, des EKG und anderer körperlicher Untersuchungen werden hier festgehalten. Notieren Sie auch die Ergebnisse Ihrer eigenen Blutzucker- und Blutdrucktests. Tragen Sie ein, welche Medikamente Sie wann einnehmen und ob Sie krank waren, und halten Sie die Ergebnisse Ihrer Fußinspektion und anderer Untersuchungen fest. So kann sich der Arzt – egal, ob zu Hause, im Urlaub oder im Krankenhaus – jederzeit schnell ein Bild von Ihrer Krankheit verschaffen. Wenn alle Messergebnisse eingetragen sind, können Sie auch selbst den Verlauf der Krankheit gut verfolgen. Sie können sich über Erfolge freuen und bei Misserfolgen schnell eingreifen. Natürlich gehören auch persönliche Angaben in den Pass. Wer ist im Notfall zu benachrichtigen? Wer ist Ihr behandelnder Arzt? Was ist zu tun, wenn Sie aufgrund eines zu hohen oder zu tiefen Blutzuckerspiegels nicht ansprechbar sind?

Ein sorgfältiges Ausfüllen des Diabetes-Passes lohnt sich also. Sie erhalten den Diabetes-Pass bei Ihrem Arzt, in der Apotheke oder bei Ihrer Krankenkasse. Fragen Sie nach dem »Gesundheitspass Diabetes«. Damit Sie auch im Ausland in Notfällen richtig versorgt werden, ist es sinnvoll, auf Reisen einen Diabetiker-Reiseausweis oder den Diabetes-Pass in der Landessprache bei sich zu tragen.

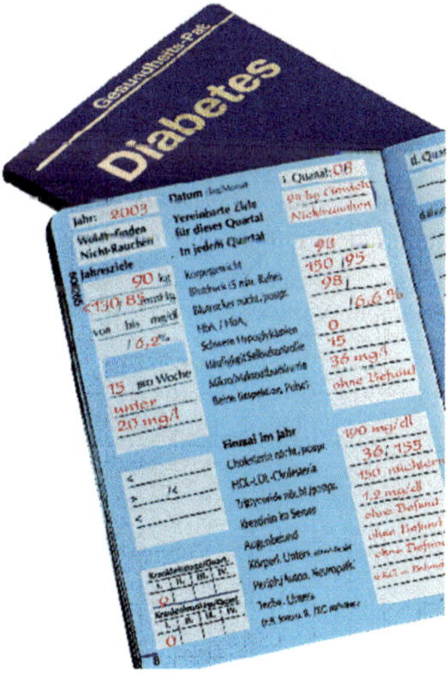

Der Diabetes-Pass

Die Minutendiät – Blutzuckersenkung durch spezielle Vitalkost und wichtige Nährstoffe

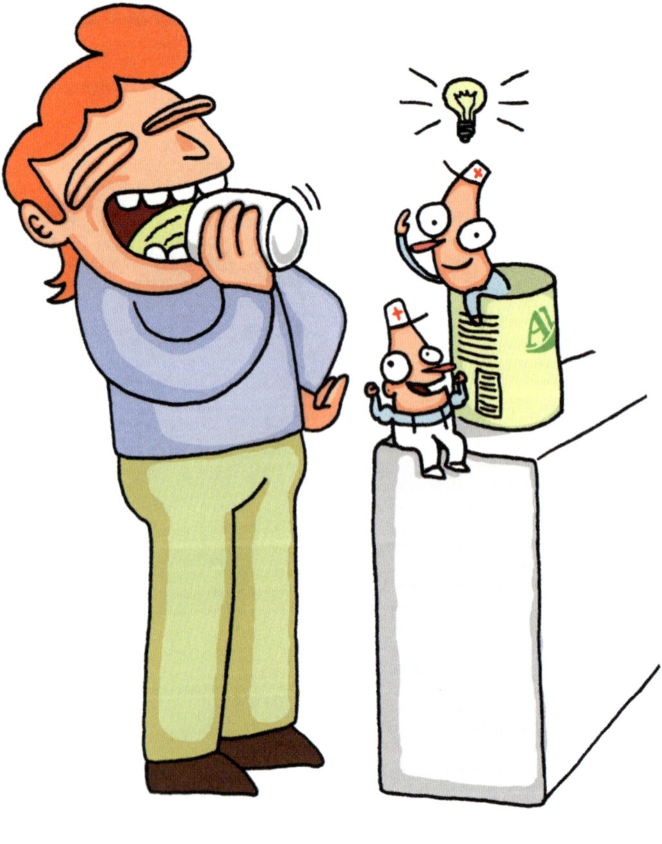

»Diät« ist eigentlich ein Ausdruck für »besondere Ernährung«. Um aus der jetzigen Ernährung eine besondere Ernährung zu machen, muss man etwas verändern. Hier ist das Besondere, dass diese Veränderung nur 1 Minute Zeit am Tag in Anspruch nimmt. Es ist ganz einfach: Ein Mal pro Tag rührt man 50 Gramm einer speziellen Vitalkost in Flüssigkeit ein und trinkt sie – das ist alles.

In einer wissenschaftlichen Untersuchung der Universität Witten-Herdecke konnte nämlich jetzt gezeigt werden, dass Diabetiker auf sehr einfache Weise ihre Blutzuckereinstellung erheblich verbessern können* – und zwar allein durch den zusätzlichen Genuss einer Mahlzeit aus speziellen Vitaldrinks.

An dieser Studie haben 60 Diabetiker, die nicht Insulin spritzen, über 26 Wochen teilgenommen. Durch die *zusätzliche* Einnahme von 50 Gramm »Almased®-Vitalkost«, einer auf

Veränderung des Nüchternblutzuckerwertes bei nicht insulinpflichtigen Diabetikern Typ 2 unter Aufnahme von 50 g Almased®-Vitalkost pro Tag

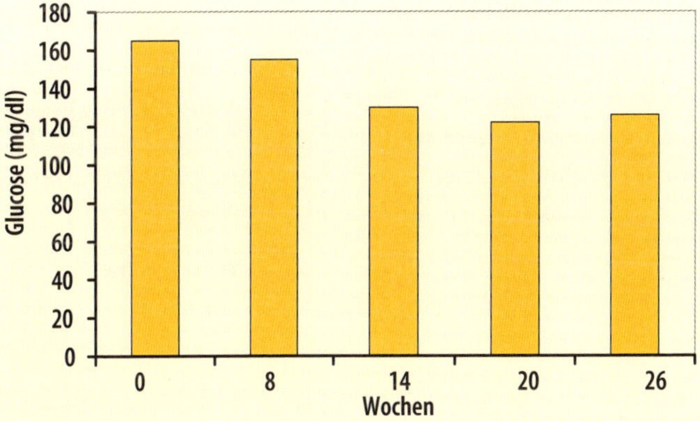

* Quelle: Deutsche Zeitschrift für Onkologie, Ausgabe 3/2005

Veränderung des HbA1C (%) bei nicht insulinpflichtigen Diabetikern Typ 2 unter Aufnahme von 50 g Almased®-Vitalkost pro Tag

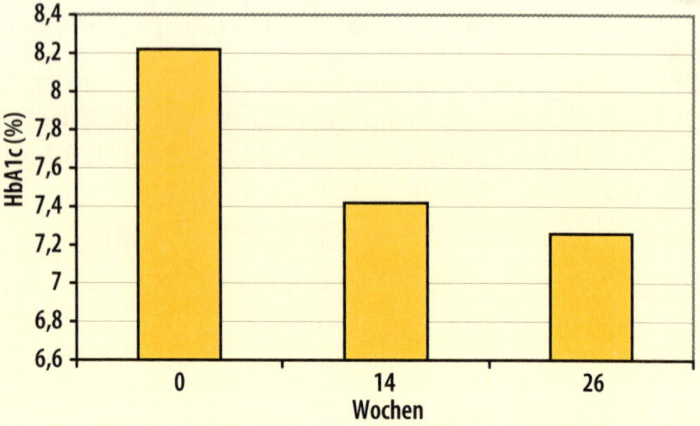

Soja, Honig und Jogurt basierenden Spezialkost, sank der Nüchternblutzuckerwert ohne jegliche Veränderung der Lebensgewohnheiten von durchschnittlich 167 mg/dl auf durchschnittlich 126 mg/dl.

Ein ähnlich erfolgreiches Bild zeigte sich für den Blutzuckerlangzeitwert HbA1c (siehe ab Seite 21). Innerhalb von gut sechs Monaten verringerte er sich von 8,2 auf 7,3 Prozent. Alle Teilnehmer der Studie berichteten über eine deutliche Verbesserung ihres Befindens, fühlten sich fit und leistungsstark.

Gleichzeitig nahmen die Studienteilnehmer innerhalb der Studiendauer von 26 Wochen bis zu 3,5 Kilogramm ab, und das, ohne ihren Lebensstil zu verändern.

Noch eine gute Nachricht: Wenn Sie schlanker werden, löst sich gleichzeitig Ihr Insulinproblem. Bei den meisten Diabetikern ist nämlich nicht nur der Blutzuckerwert erhöht, sondern auch das Insulin. Zu viel Insulin im Umlauf beeinträchtigt den Hormonhaushalt, lässt den Blutdruck steigen, verschlechtert Blutfett- und Harnsäurewerte und treibt das Gewicht nach oben.

Veränderung des Blutinsulinwertes bei nicht insulinpflichtigen Diabetikern Typ 2 unter Aufnahme von 50 g Almased®-Vitalkost pro Tag

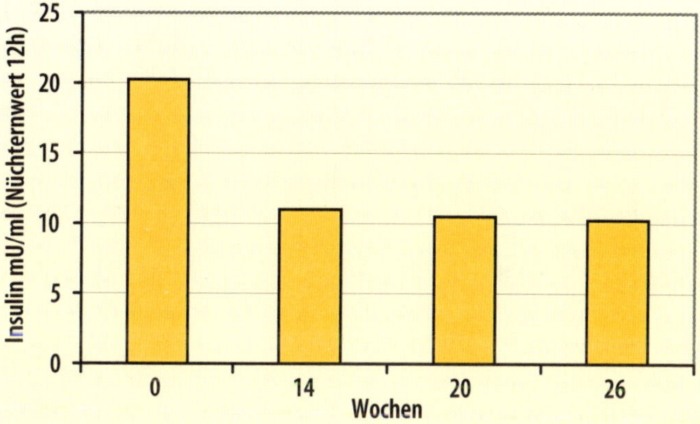

Bei den Diabetikern, die jeden Tag ein bis zwei Portionen (50 Gramm) »Almased Vitalkost« zusätzlich zu sich genommen haben, verringerte sich der erhöhte Insulinspiegel im Blut innerhalb von 26 Wochen um 25 Prozent.

Daran zeigt sich: Die Ergänzung des Speiseplans mit einer Vitalkost auf Basis von Soja, Jogurt und Honig ist eine denkbar einfache Unterstützung der Diabetestherapie, die für jeden Diabetiker machbar ist. Sie lässt sich leicht in den Alltag einbauen. Das Soja-Jogurt-Honig-Gemisch wird in reichlich Wasser, Milch oder Tee eingerührt und so zu einer wohlschmeckenden Mahlzeit für den kleinen Hunger zwischendurch. Wer Abwechslung zur Mittagskantine sucht oder einfach die Küche kalt lassen möchte, löst das Pulver in Milch, Buttermilch oder Gemüsebrühe auf. Es macht satt und liefert wichtige Bestandteile einer gesunden und ausgewogenen Ernährung.

Für ältere Menschen haben solche leicht bekömmlichen Getränke besondere Vorteile. Ein großes Problem im Alter ist nämlich, dass die Muskulatur schwindet und der Körper mehr Fett einlagert. Solche speziellen Vitalkostpräparate schützen Sie davor. Es wird mehr Fett abgebaut, die Muskeln bleiben erhalten. Das steigert die Lust auf Bewegung. Eine Muskulatur, die bewegt wird, hält den Blutzucker niedrig und schont damit die Bauchspeicheldrüse. Und wer sich bewegt, bleibt fit und vital.

Die Minuten-Diät

Täglich 50 Gramm einer speziellen Vitalkost aus Soja, Milch und Honig einbauen. Zeitaufwand: 1 Minute pro Tag. Ergebnis: weniger Gewicht und bessere Blutwerte – funktioniert und hält fit.

Vitamine, Mineralstoffe und Spurenelemente: Diabetiker brauchen eine Extraportion

Neben einer genauen Einstellung des Blutzuckers müssen Diabetiker vor allem auf eine gute Versorgung mit Vitaminen und Mineralstoffen achten. Durch eine erhöhte Zufuhr verbessert sich die Diabeteseinstellung oft deutlich, und es geht ganz einfach.

Diabetiker-Chrom

Chrom wird benötigt, damit Insulin seine Wirkung zu 100 Prozent entfalten kann. Je besser Ihr Körper mit diesem Spurenelement versorgt ist, desto besser kann das Insulin seine Aufgaben erfüllen, und desto besser ist Ihre Blutzuckereinstellung.

Untersuchungen haben gezeigt, dass die Chromversorgung gerade bei Diabetikern schlecht ist.

Reichlich Chrom ist in Fleisch, Eiern, aber auch in Haferflocken, Tomaten, Kopfsalat und Pilzen enthalten. Um gezielt die Ernährungslücken zu schließen, empfehlen wir Ihnen die tägliche Einnahme eines chromhaltigen Vitalstoffpräparates.

Diabetiker-Zink

Eine gute Versorgung mit Zink ist gerade für Diabetiker sehr wichtig. Zink ist an der Bildung, Abgabe und Speicherung des Insulins in der Bauchspeicheldrüse beteiligt. Außerdem ist Zink unverzichtbar für die Wirkung des Insulins an den Zellen. Erst wenn das Insulin die Zellen aufgeschlossen hat, kann Zucker aus dem Blut in die Zellen strömen.

Zink unterstützt die Wundheilung, die bei Diabetikern oft gestört ist.

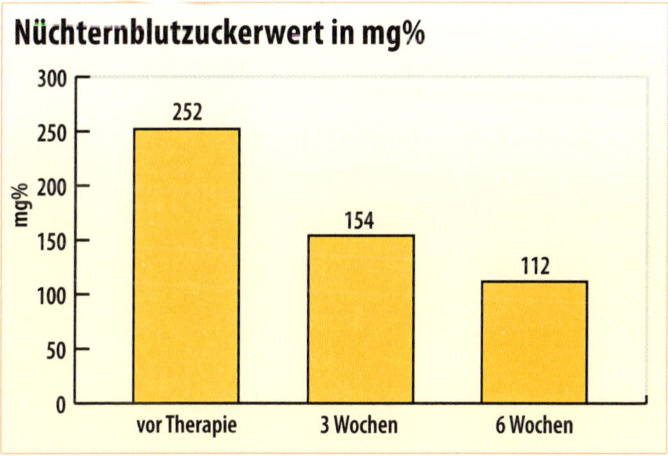

Veränderung des Nüchternblutzuckerspiegels von Diabetikern Typ 2 durch die sechswöchige Gabe von Zink.

Wissenschaftliche Untersuchungen haben gezeigt, dass eine gute Versorgung des Körpers mit Zink dem Nachlassen der geistigen Fähigkeiten im Alter entgegenwirkt.

Gerade bei älteren Diabetikern ist ein Zinkmangel weit verbreitet. Das liegt daran, dass Diabetiker mit dem Urin mehr Zink ausscheiden als gesunde Menschen.

Diabetiker benötigen also mehr Zink als gesunde Menschen. Gute Zinklieferanten sind Fleisch, Eier, Milch und Milchprodukte.

Mit einer täglichen Nahrungsergänzung (15 Milligramm pro Tag) mit Zink sind Sie auf der sicheren Seite, die Zellen werden mehr Zucker aufnehmen, und Ihre Diabeteseinstellung wird sich verbessern.

Diabetiker-Magnesium

Magnesium ist ein Multitalent unter den Mineralstoffen. Es ist an mindestens 300 Stoffwechselvorgängen im Körper beteiligt.

Diabetiker leiden häufiger unter einem Magnesiummangel als Gesunde. Das kann vielfältige Folgen haben: Die Aufnahme von Zucker in die Zellen wird verschlechtert und die Diabeteseinstellung erschwert, die Muskeln verkrampfen sich, Schwindel, Unruhe, Benommenheit zeigen sich und Herz-Kreislauf-Probleme können auftreten.

Als Diabetiker tun Sie deshalb gut daran, wenn Sie jeden Tag auf eine ausreichende Magnesiumzufuhr achten.

Vitamin C und Vitamin E – die Schutztruppe für den Körper

Die Vitamine C und E schützen den Körper vor schädlichen Stoffen, den so genannten freien Radikalen. Freie Radikale lassen die Körperzellen schneller altern und erhöhen die Anfälligkeit für Krankheiten. Die Vitamine C und E fangen diese freien Radikale ab.

Bei erhöhten Blutzuckerwerten kommen freie Radikale häufiger vor. Sie lassen die Blutfette »ranzig« werden und verstopfen die Gefäße. Das Risiko für Herzinfarkt, Schlaganfall, Augen- und Nierenschäden steigt. Sie tun sich als Diabetiker also etwas Gutes, wenn Sie regelmäßig für eine ausreichende Zufuhr der Schutzvitamine C und E sorgen.

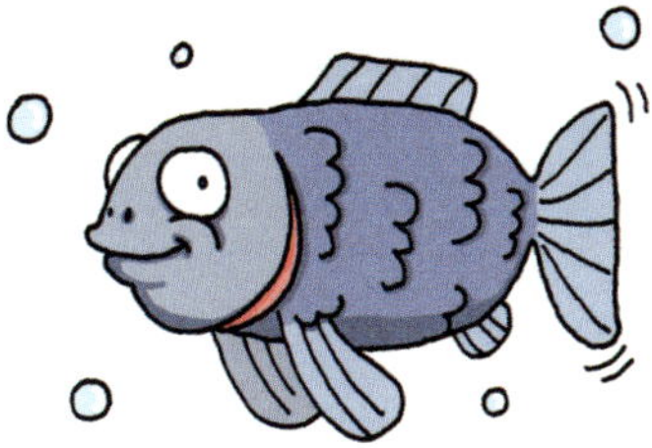

Jungbrunnen Omega-3-Fettsäuren

Eskimos leiden nur selten an Herz-Kreislauf-Erkrankungen. Heute weiß man, dass ihre fischreiche Ernährung der Grund dafür ist. Kaltwasserfische enthalten so genannte Omega-3-Fettsäu-

Omega-3-Fettsäuren

- verbessern die Blutfettwerte,
- verbessern die Durchblutung durch Weitstellung der Blutgefäße,
- lassen alte Blutgefäße wieder elastisch werden,
- verbessern die Fließfähigkeit des Blutes,
- normalisieren den Blutdruck,
- verbessern ein krankhaftes, unrhythmisches Schlagen des Herzens,
- schwächen krankhafte Entzündungsprozesse ab,
- lindern Schmerzen,
- kontrollieren die Abwehrkräfte,
- mildern Allergien ab,

- verhindern die Entstehung und bremsen das Wachstum von bestehenden Tumoren,
- verbessern die Stresstoleranz,
- verbessern die Konzentrations- und geistige Leistungsfähigkeit,
- sorgen für eine gesunde, glatte und straffe Haut
und
- machen glücklich wie ein Fisch im Wasser.

ren, die fantastische Wirkungen auf unsere Gesundheit, unser Aussehen und unsere Stimmung haben. Omega-3-Fettsäuren sind an derart grundlegenden Funktionen im Körper beteiligt, daß deren Fehlen zu einer großen Zahl von Krankheiten führt.

Ein Mangel an Omega-3-Fettsäuren verursacht folglich zahlreiche Erkrankungen oder trägt zumindest zu ihnen bei.

Enthalten sind Omega-3-Fettsäuren in den Kaltwasserfischen Makrele, Lachs, Hering und Tunfisch. Kaufen Sie am besten rohe, geräucherte oder in eigenem Saft eingelegte Ware ohne Öl oder Sahne. Fischkonserven stellen grundsätzlich eine reiche Quelle an Omega-3-Fettsäuren dar, sind aber wegen der Marinaden und der großen Kochsalzmenge (1g pro Konserve) die zweite Wahl.

Tipp: *Wer nicht die Gelegenheit hat, selber zu kochen, kann sich durch verschiedene Vitalstoffpräparate ebenfalls versorgen. Ein optimal für Diabetiker zusammengesetztes und preisgünstiges Präparat, das sowohl die für Diabetiker wichtigen Mineralstoffe, Spurenelemente und Omega-3-Fettsäuren liefert, ist z. B. Diabeto Vital EFA®.*

Wichtige Tipps für die Küche

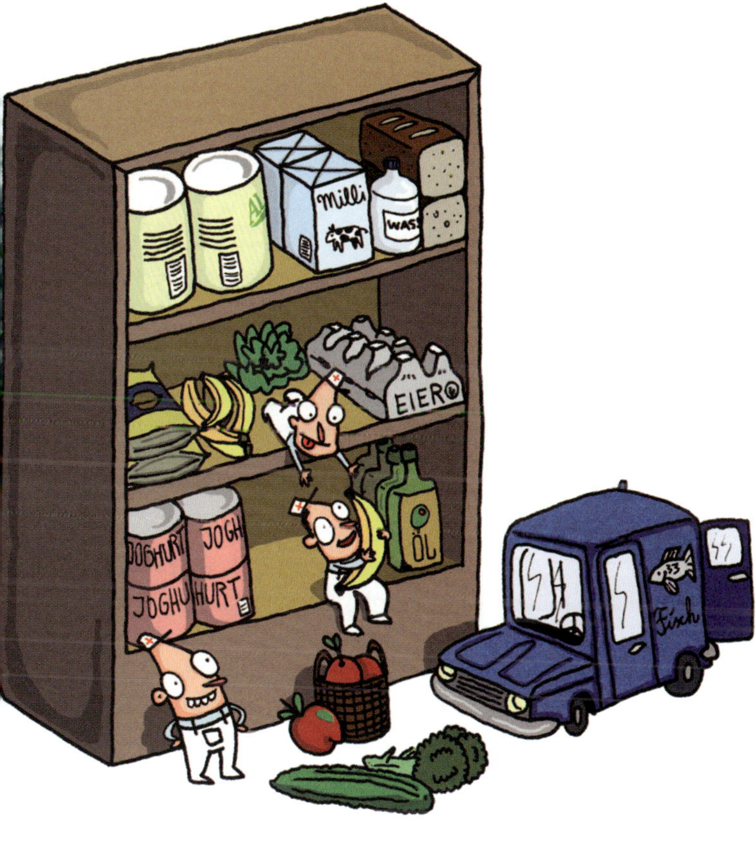

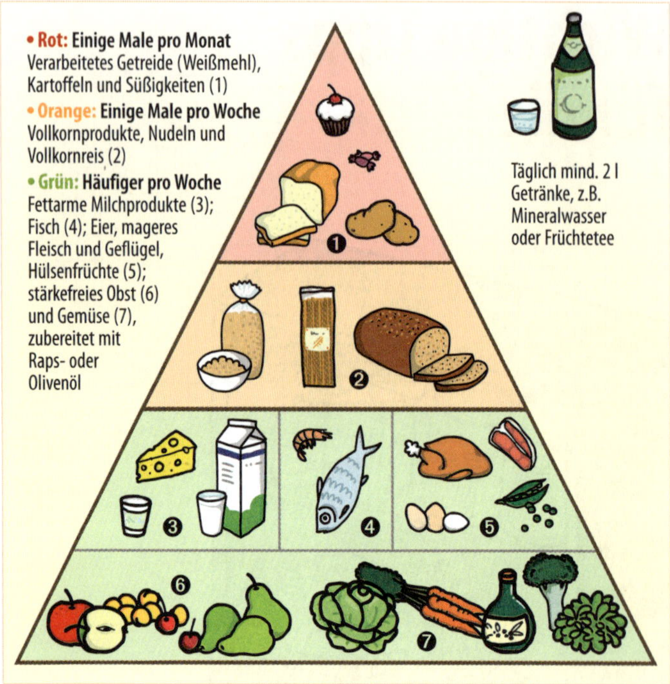
• Rot: Einige Male pro Monat
Verarbeitetes Getreide (Weißmehl), Kartoffeln und Süßigkeiten (1)
• Orange: Einige Male pro Woche
Vollkornprodukte, Nudeln und Vollkornreis (2)
• Grün: Häufiger pro Woche
Fettarme Milchprodukte (3); Fisch (4); Eier, mageres Fleisch und Geflügel, Hülsenfrüchte (5); stärkefreies Obst (6) und Gemüse (7), zubereitet mit Raps- oder Olivenöl
Täglich mind. 2 l Getränke, z.B. Mineralwasser oder Früchtetee
1
2
3
4
5
6
7

***Abb.:** Ernährungspyramide (mod. nach Ludwig, D. S.: Dietary glycemic index and obesity; J. Nutr., 130: 280S-283S, 2000.)*

Die weltweit führende Harvard Medical School in den USA hat wegweisende neue Ernährungsempfehlungen veröffentlicht, die einen geringeren Getreidekonsum, einen höheren Fisch- und Fleischkonsum und einen deutlich höheren Gemüse- und Obstverzehr empfehlen als bisher. Hintergrund hierfür sind aktuelle Forschungsergebnisse, die aufzeigen, an welche Nahrung die Menschheit von der Entwicklung her angepasst ist.

Je weiter unten sich ein Nahrungsmittel in der Pyramide befindet, desto mehr sollte davon auf dem Speiseplan stehen. Am Fuß der Pyramide befinden sich die Grundnahrungsmittel. Während hier früher die kohlenhydrathaltigen Lebensmittel (Brot, Reis, Nudeln, Müsli und Kartoffeln) standen, finden sich hier nunmehr Obst und Gemüse, die deutlich weniger Kohlenhydrate enthalten, also Ihr Insulin schonen. Die Gemüsemenge ist nicht begrenzt, hiervon sollten Sie reichlich essen, sowie zwei bis drei Stücke Obst am Tag. Beide Lebensmittelgruppen sind natürliche Vitalstoffkonzentrate, die reich sind an Vitaminen, sekundären Pflanzenstoffen, Mineralstoffen, Spurenelementen und Ballaststoffen. Mit aufgenommen in diese Ebene der Grundnahrungsmittel wurden auch die pflanzlichen Öle. Die Ebene darüber bilden die eiweißreichen Lebensmittel Milch und Milchprodukte, Fisch, Fleisch, Eier, Nüsse und Hülsenfrüchte. Sie liefern hochwertiges Eiweiß, den Baustoff für unseren Körper, ferner wichtige Mineralstoffe, Spurenelemente und wertvolle Fettsäuren.

Die nächste und kleinere Ebene bilden die kohlenhydrathaltigen Lebensmittel Nudeln, Reis und Vollkornbrot. Hierbei bieten Vollkornprodukte wegen der höheren Nährstoffdichte einfach die bessere Qualität. In der Spitze befinden sich die eher ungünstigen Lebensmittel, wie Weißmehlprodukte, Süßigkeiten und Kuchen. Sie liefern vergleichsweise wenig Nährstoffe und übermäßig viele Kohlenhydrate bzw. Zucker. Das gilt – für viele sicherlich überraschend – auch für Kartoffeln. Sie lassen, ähnlich wie Süßigkeiten und zuckerhaltige Getränke, den Blutzucker sehr schnell und hoch ansteigen, wirken also wie eine Flutwelle. Genießen Sie sie deshalb nicht so oft und nur in kleinen Beilagenportionen, am besten in der Folie gegart mit Schale. Ergänzen Sie diese Pyramide um täglich zwei Liter Getränke, zum Beispiel Mineralwasser oder ungesüßten Früchtetee.

Im Ergebnis bedeutet dies eine Verschiebung der Nährstoffverteilung weg von einer kohlenhydratreichen *(Insulin fordernden)* hin zu einer an Eiweiß und hochwertigen Fetten reichen *(Insulin schonenden)* Ernährung mit viel Obst und Gemüse, was auch der

Ernährungsweise in der Steinzeit näher kommt. An diese Ernährung ist unser Körper optimal angepasst. Sie ist ideal für Diabetiker!

Gute und schlechte Kohlenhydrate

Es gibt bei den Kohlenhydraten erhebliche Qualitätsunterschiede. Man unterscheidet zwischen schnellen und langsamen Vertretern. »Schnelle Kohlenhydrate« schießen ins Blut. Der Blutzuckerspiegel klettert schnell sehr weit nach oben, die Bauchspeicheldrüse muss hart arbeiten und ständig Insulin abgeben. Das verursacht weiteren Hunger und Sie nehmen zu. Besser sind die »langsamen Kohlenhydrate«. Sie müssen im Darm erst zu einzelnen Zuckerbausteinen abgebaut werden und tröpfeln dann langsam aus dem Darm ins Blut. Der Blutzuckerspiegel steigt nach einer Mahlzeit mit »langsamen Kohlenhydraten« nicht so weit an, die Bauchspeicheldrüse wird geschont und Sie werden satt und schlank.

Tauschen Sie auf Ihrem Speiseplan Lebensmittel mit schnellen Kohlenhydraten gegen solche mit langsamen Kohlenhydraten aus.

statt	lieber
Weißbrot, Toast, Baguette, weißen Brötchen, Croissants	Vollkornbrot, Brot aus ganzen Körnern, Knäckebrot
weißem Reis, Instantreis, Minutenreis	Parboiledreis oder Vollkornreis
Eiernudeln	Nudeln aus Hartweizen, bissfest (7 Minuten)
Instant-Kartoffelpüree, Bratkartoffeln, Pommes frites	Pellkartoffeln
Cornflakes oder Fertigmüsli	Müsli ohne Zucker, Vollkornflocken
Cola, Limonade, Haushaltszucker	naturtrüber Apfelsaft, Saftschorle, Tomatensaft

Zucker – nicht vorteilhaft, aber auch nicht verboten

30 bis 50 Gramm Zucker am Tag maximal sind erlaubt, aber möglichst nicht pur, sondern verpackt in Kuchen, Eis oder Pudding. In den meisten Rezepten lässt sich die Zuckermenge ohne Geschmackseinbußen halbieren. Machen Sie Schokolade, Kekse und Bonbons zu einem Genuß. Genießen kann man aber nicht jeden Tag dreimal, sondern ein paar mal in der Woche. Steigern können Sie den Genuß, wenn Sie kleine Portionen langsam und bewusst im Mund zergehen lassen. Probieren Sie es aus und lassen Sie ein Stück Schokolade mit geschlossenen Augen auf der Zunge zergehen. Sie werden überrascht sein, welch intensives Geschmackserlebnis ein kleines Stück auslösen kann.

Broteinheiten und Kohlenhydrateinheiten – nur wichtig, wenn Sie spritzen

Nur Lebensmittel, die Kohlenhydrate enthalten, lassen den Blutzucker ansteigen. Durch Insulin aus der Bauchspeicheldrüse oder aus der Spritze sinkt er wieder ab. Als Maß für den Kohlenhydratgehalt werden die Broteinheiten und neuerdings öfter die Kohlenhydrateinheiten benutzt:

1 Broteinheit (BE) entspricht 12 Gramm Kohlenhydraten,

1 Kohlenhydrateinheit (KE) entspricht 10 Gramm Kohlenhydraten.

Die Menge an Kohlenhydraten und die zu spritzende Insulinmenge werden aufeinander abgestimmt. Bei der Einstellung im Krankenhaus oder bei Ihrem Diabetologen wird ein Faktor an Insulineinheiten für jede Kohlenhydrat- bzw. Broteinheit festgelegt. Die Kohlenhydrateinheit wird international benutzt, weil sich damit einfacher rechnen lässt, die Broteinheit wird fast ausschließlich in Deutschland verwendet. Für den praktischen Umgang im Alltag gibt es Kohlenhydrattabellen (siehe Literatur ab Seite 127).

Hier ein Beispiel für das zu spritzende Mahlzeiteninsulin (Normalinsulin):

- 2 Insulineinheiten pro BE zum Frühstück
- 1 Insulineinheit pro BE zum Mittagessen
- 1,5 Insulineinheiten pro BE zum Abendessen

Die Kohlenhydrat- und die Broteinheit helfen dem insulinspritzenden Diabetiker also festzulegen, wie viel Einheiten Insulin gespritzt werden müssen. Bei der Insulinbehandlung werden zwei Verfahren unterschieden, die konventionelle Therapie und die so genannte intensivierte Therapie. Nähere Informationen dazu finden Sie ab Seite 65.

Wenn Sie mit Insulin behandelt werden, und Ihr Arzt Ihnen die Menge der Kohlenhydrateinheiten pro Mahlzeit vorgeschrieben hat, weil sie zu Ihrer Insulindosis passt, sollten Sie sich genau daran halten. Nur so können Sie erreichen, dass Ihr Blutzucker in einem guten Bereich liegt. Wenn Sie die Insulindosis vor den Mahlzeiten selbst bestimmen (intensivierte Insulintherapie), ist es wichtig, dass Sie sich mit der Kohlenhydratmenge der Lebensmittel und ihrer Wirkung auf den Blutzucker gut auskennen. Denn nicht alle Kohlenhydrate wirken gleich. Lassen Sie sich den richtigen Umgang mit Brot- und Kohlenhydrateinheiten in einer Diabetikerschulung ausführlich erklären. Wenn Sie kein Insulin spritzen, brauchen Sie sich um die Broteinheiten und Kohlenhydrateinheiten nicht zu kümmern.

Süßstoffe und Zuckeraustauschstoffe

Wenn Sie beim Süßen Kalorien sparen möchten, können Sie Süßstoff verwenden. Süßstoffe sind kohlenhydratfrei, erhöhen deshalb nicht den Blutzucker und haben keine Kalorien. Süßstoffe, die heute oft verwendet werden, heißen Cyclamat, Saccharin, Aspartam, Acesulfam oder Thaumatin. Mit den meisten Süßstoffen können Sie auch kochen und backen, sie haben aber praktisch kein Volumen! Beachten Sie die Angaben auf der Verpackung. Verwenden Sie aber auch Süßstoffe selten und nur in kleinen Mengen. Die bessere Alternative ist, Ihren Geschmack an weniger süße Nahrungsmittel zu gewöhnen. Süßstoffe können Sie jedoch ohne Bedenken verwenden, wenn Ihr Gaumen einmal nach Süßem verlangt.

Süßstoffe sind nicht zu verwechseln mit Zuckeraustauschstoffen. Diese Süßungsmittel beeinflussen das Insulin in gewissen Mengen nicht, haben aber ebenso viele Kalorien wie Zucker. Zu den Zuckeraustauschstoffen gehört zum Beispiel der Fruchtzucker (Fructose), der jahrelang insbesondere für Diabetiker empfohlen wurde. Hiervor können wir nur *dringend warnen!* Fruchtzucker beeinflusst zwar das Insulin nicht, wirkt aber wie ein Rostbeschleuniger mit Turbo-Effekt. Fructose zerstört Körpereiweiß noch wesentlich aggressiver als der Traubenzucker (Glucose). Sie erinnern sich vielleicht an den HbA1c-Wert. Diesen »Rostwert« für Fructose kann man auch messen, er heißt Fructosamin.

Fatalerweise enthalten die meisten Diabetikerprodukte Fructose. Also lieber weniger »normale« Lebensmittel verzehren als spezielle fructosehaltige Diabetikerprodukte! Fruchtzucker wird in vielen Diätsüßigkeiten und in Diätgebäck verwendet. Dabei heißt »Diät« hier nicht automatisch kalorienreduziert, sondern steht nur für den Austausch von Zucker gegen Zuckeraustauschstoffe. Wir raten Ihnen, diese lieber im Regal liegen zu lassen. Sie sind weder notwendig noch sinnvoll. Die meisten

Diätprodukte, die speziell für Diabetiker angeboten werden, enthalten außerdem viel Fett und damit viele Kalorien.

Andere Namen für Zuckeraustauschstoffe sind Sorbit, Mannit, Maltit, Lactit oder Isomalt. Sie sind im Unterschied zur Fructose nicht gefährlich, können aber Bauchschmerzen und Durchfall auslösen. Wenn Sie naschen möchten, empfehlen wir Ihnen normale Süßigkeiten in geringen Mengen.

Gemüse und Obst – einige Tipps

Kaufen Sie Obst und Gemüse am besten jahreszeitengerecht ein. Jede Obst- und Gemüsesorte hat ihre Saison, in der das Angebot am größten und der Preis am geringsten ist. Eine gute Orientierungshilfe bietet Ihnen unser Saisonkalender auf den Seiten 48–51.

- Genießen Sie das erntefrische Aroma von Obst und Gemüse aus Ihrer Region. Auf langen Transportwegen gehen viele Vitalstoffe verloren.
- Obst und Gemüse müssen schonend zubereitet werden! Die meisten Vitamine, Mineral- und Vitalstoffe sitzen direkt unter der Schale. Schälen Sie Obst und Gemüse deshalb möglichst nicht, waschen und bürsten Sie es stattdessen gründlich unter fließendem Wasser ab. Genießen Sie es so oft wie möglich roh und mit Schale. Lassen Sie Obst und Gemüse nicht für längere Zeit im Wasser liegen. Licht, Luft und Hitze mögen die meisten Vitamine gar nicht. Sorgen Sie für einen dunklen und kühlen Lagerplatz, und kochen Sie Gemüse immer in wenig Wasser und so kurz wie möglich – es darf ruhig noch etwas Biss haben!
- Tiefkühlgemüse und -obst ist genauso wertvoll wie frische Ware. Aber kaufen Sie tiefgekühltes Obst und Gemüse nur

»pur«. Viele Fertigrodukte sind bereits mit Sahne, Soßen oder Zucker abgeschmeckt und daher nicht empfehlenswert.

- Obst aus Konserven sollten Sie meiden! Die Früchte liegen meistens in einer Zuckerlösung und peitschen den Blutzuckerspiegel nach oben.

Genießen Sie Ihre Mahlzeiten

- Genießen Sie mindestens eine Mahlzeit am Tag mit viel Ruhe, Zeit und Gemütlichkeit.
- Auch das Auge isst mit! Decken Sie sich den Tisch nach Ihrem Geschmack, und sorgen Sie für eine angenehme Atmosphäre. Essen und Trinken macht in netter Gesellschaft viel mehr Spaß.
- Ihre Gesundheit wird es Ihnen danken, wenn Sie Ihren Tagesplan nicht zu voll packen, so dass für die Mahlzeiten immer genügend Zeit bleibt. Essen Sie möglichst nicht im Stehen vor dem Kühlschrank, während der Autofahrt aus der Tüte vom Bäcker oder im Vorbeigehen am Currywurststand.
- Essen Sie genussvoll langsam. Lassen Sie jeden Bissen auf der Zunge zergehen. Wir empfehlen, während des Essens kleine Pausen einzulegen. Legen Sie ruhig das Besteck zur Seite, unterhalten Sie sich und überprüfen Sie, ob Sie sich schon satt fühlen.
- Stellen Sie beim Essen am besten den Fernseher aus. Untersuchungen belegen, dass Menschen, die beim Fernsehen essen, wesentlich mehr Kalorien aufnehmen als solche, die sich nur mit der Mahlzeit beschäftigen. Ihnen geht ansonsten der ganze kulinarische Genuss zwischen SAT1, RTL und ZDF durch die Lappen.

Jede Obst- und Gemüsesorte hat ihre Saison:

Saisonkalender

Die grünen Punkte zeigen die besten Monate an.

		JAN	FEB	MRZ	APR	MAI	JUN	JUL	AUG	SPT	OKT	NOV	DEZ
Äpfel		■	■						■	■	■	■	■
Aprikosen								■	■				
Birnen	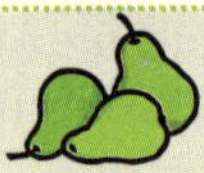	■	■					■	■	■	■	■	■
Blattspinat	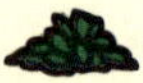			■	■	■							
Blumenkohl						■	■	■	■	■	■	■	
Brokkoli	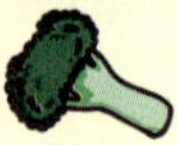					■	■	■	■	■	■	■	
Brom-beeren	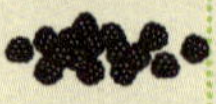							■	■				
Buschbohnen							■	■	■	■	■		
Chicorée	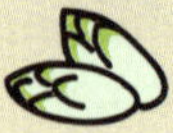	■	■									■	■
		JAN	FEB	MRZ	APR	MAI	JUN	JUL	AUG	SPT	OKT	NOV	DEZ

	JAN	FEB	MRZ	APR	MAI	JUN	JUL	AUG	SPT	OKT	NOV	DEZ
Chinakohl 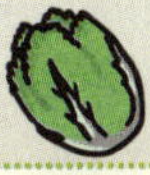	■	■							■	■	■	■
Eichblatt-salat 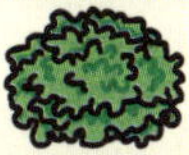							■	■				
Eisbergsalat 				■	■	■	■	■	■			
Endiviensalat 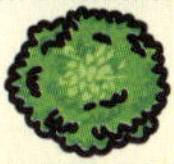						■	■	■	■	■	■	
Erbsen 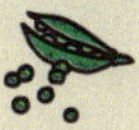						■	■	■				
Erdbeeren 					■	■	■					
Feldsalat 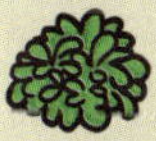	■	■									■	■
Frühlings-zwiebeln 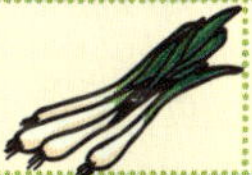					■	■	■	■	■			
Grünkohl 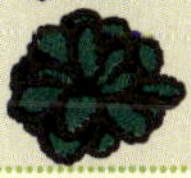	■	■	■							■	■	■
Himbeeren 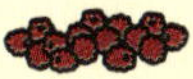						■	■	■				
	JAN	FEB	MRZ	APR	MAI	JUN	JUL	AUG	SPT	OKT	NOV	DEZ

	JAN	FEB	MRZ	APR	MAI	JUN	JUL	AUG	SPT	OKT	NOV	DEZ
Johannisbeeren 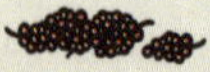							■	■				
Kirschen 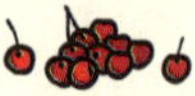							■	■				
Knollenfenchel 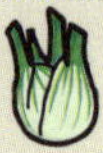						■	■	■				
Knollensellerie 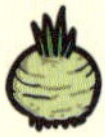	■	■	■							■	■	■
Kohlrabi 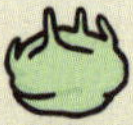					■	■	■	■	■			
Kopfsalat 				■	■	■	■	■	■			
Lollo-Rosso-Salat 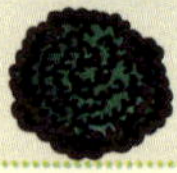						■	■	■	■			
Möhren 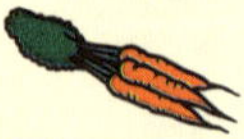						■	■	■	■	■	■	■
Porree/Lauch 	■							■	■	■	■	■
Radieschen 					■	■	■	■				
	JAN	FEB	MRZ	APR	MAI	JUN	JUL	AUG	SPT	OKT	NOV	DEZ

	JAN	FEB	MRZ	APR	MAI	JUN	JUL	AUG	SPT	OKT	NOV	DEZ
Rhabarber 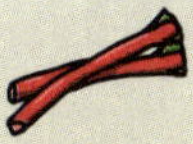			■	■	■	■	■					
Rosenkohl 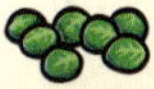	■	■									■	■
Rotkohl 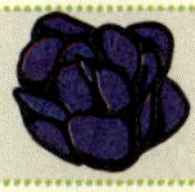	■	■	■						■	■	■	■
Salat-gurken 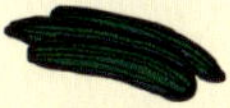						■	■	■				
Spargel 				■	■	■						
Wirsing 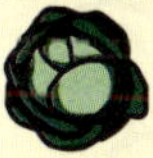	■								■	■	■	■
Zucchini 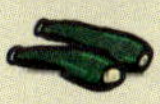						■	■	■	■	■		
	JAN	FEB	MRZ	APR	MAI	JUN	JUL	AUG	SPT	OKT	NOV	DEZ

- Außerhalb der fest eingeplanten Mahlzeiten sollten Sie nichts essen. Oft werden ansonsten über Stunden, ohne dass Appetit oder Hunger bestehen, aus innerer Unruhe heraus hunderte von Kalorien zusätzlich eingeschmuggelt!

Bewegung – Balsam für die Seele und den Blutzucker

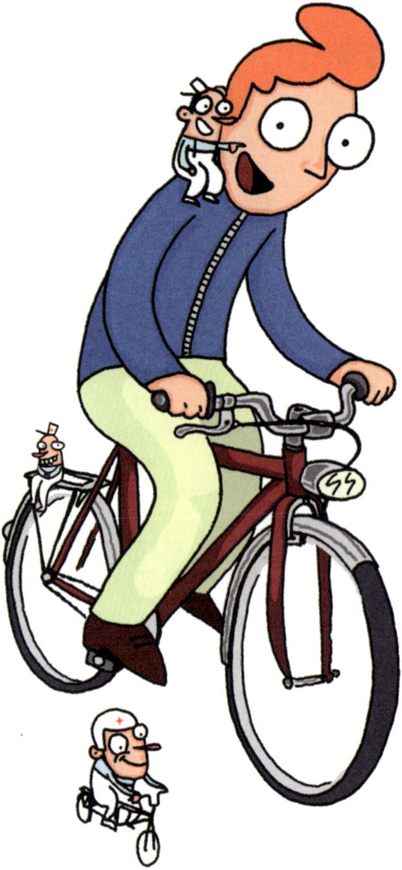

Wer sich bewegt, bleibt fit und gesund, ist ausgeglichen und fühlt sich wohl in seiner Haut. Mit Bewegung heizen Sie den Fettverbrennungsofen in Ihrem Körper ein. Und die beste Nachricht ist: Dies geschieht auch dann noch, wenn Sie schlafen. Das macht das Abnehmen leichter. Gerade für Diabetiker gibt es viele Pluspunkte: Regelmäßige Bewegung senkt den Blutzucker, der Herzmuskel wird gestärkt, der Herzschlag verlangsamt sich und das Herz wird geschont. Die Lunge wird gekräftigt und der ganze Körper wird besser durchlüftet. Aktive Menschen sind seltener erkältet und schlafen besser. Körperliche Bewegung, am besten im Freien, macht gute Laune. Schon eine kleine Fahrradtour hilft, so manchen Ärger in Luft aufzulösen. Bei einem entspannten Spaziergang durch den Wald werden große Probleme kleiner, Wut und Ärger sind nach einer Stunde Gartenarbeit wie weggeblasen.

Erinnern Sie sich noch an die gute Laune und das kribbelnde Körpergefühl nach Ihrem letzten Besuch im Schwimmbad oder der Bergwanderung im Urlaub? Wer sich regelmäßig bewegt, ist zufriedener und stolz auf sich. Sie fühlen sich in Ihrem eigenen Körper wieder wohler und sehen die Welt mit anderen Augen. Es gibt also Gründe genug, jeden Tag eine bestimmte Zeit nur für die Bewegung zu reservieren. Probieren Sie es einfach aus!

Tipps für jeden Tag

Lassen Sie die Schultern vor dem Fernseher kreisen

Auch Bewegung im Alltag kurbelt den Energieverbrauch an und bringt Ihr Insulin auf Trab. Nutzen Sie jede Möglichkeit. Gehen Sie zum Einkaufen zu Fuß, oder fahren Sie mit dem Fahrrad. Lassen Sie den Aufzug stehen, und nehmen Sie die Treppe. Wenn Sie mit dem Auto fahren, suchen Sie sich einen Parkplatz in der Umgebung. Steigen Sie eine oder zwei Haltestellen früher aus dem Bus, und gehen Sie einige Minuten zu Fuß. Treffen Sie Ihre Bekannten statt zum Kaffeetrinken zum Stadtbummel oder zu einer Fahrradtour. Gehen Sie mal wieder tanzen. Lassen Sie sich von Kindern oder Enkelkindern zum Ballspielen animieren. Planen Sie jeden Tag einen Spaziergang durch die Natur. Kombinieren Sie das abendliche Fernsehprogramm mit kleinen Bewegungsübungen. Das entspannt ungemein und tut gut!

Walking statt Talking!

Je mehr Sie sich bewegen, desto besser für Ihre Gesundheit und Ihren Blutzucker. Optimal ist es, wenn Sie drei bis vier Mal pro Woche Ihren Kreislauf für 30 Minuten in Schwung bringen. Keine Sorge: Wenn Sie Einsteiger sind, müssen Sie es langsam angehen. Zum Start reicht auch eine halbstündiges Training pro Woche aus. Ob Sie schwimmen gehen, Fahrrad fahren, tanzen oder Gymnastik machen ist egal. Wichtig ist, dass Ihnen die Bewegung Spaß macht und sich in Ihren Alltag einbauen lässt. Nutzen Sie die Erfahrungen von Freunden und Bekannten. Überlegen Sie, ob fest vorgegebene Termine für Sie besser sind oder ob Sie lieber flexibel in der zeitlichen Planung Ihrer Aktivitäten bleiben möchten! Wenn Sie übergewichtig sind und Ihre Gelenke schmerzen, ist schwimmen oder Fahrrad fahren für Sie richtig. Walking ist eine optimale Bewegungsart. Sie brauchen dafür keine spezielle Ausrüstung und können sie in der Gruppe oder allein bei gutem und bei schlechtem Wetter überall durchführen. Krankenkassen, Volkshochschulen oder Sportvereine bieten Kurse für Einsteiger und Fortgeschrittene an.

Finden Sie das richtige Maß!

Verlangen Sie nicht zu viel von sich. Ideal ist eine langsame und gleichförmige Bewegung. Wenn Sie sich beim Walking oder Schwimmen noch gut unterhalten können, ist die Belastung gerade richtig. Die Bewegung muss Ihnen Spaß bereiten und Ihr Wohlbefinden stärken. Wenn Sie im Anschluss erschöpft sind, oder kaum noch Luft bekommen, war die Belastung zu stark. Nur bei geringer Intensität über 20 Minuten werden die Fettspeicher geleert. Wenn Sie Übergewicht haben, unter Bluthochdruck, Augenerkrankungen oder anderen gesundheitlichen Problemen leiden, sollten Sie vor der Auswahl einer Sportart Ihren Arzt konsultieren. Keiner muss auf Bewegung verzichten, es kommt nur auf die richtige Dosierung an. Erkundigen Sie sich auch bei Ihrer Krankenkasse oder im Sportverein nach speziellen Bewegungsangeboten für Diabetiker und Übergewichtige.

M.O.B.I.L.I.S. – das erfolgreiche Programm zum Abnehmen

M.O.B.I.L.I.S. (»multizentrisch organisierte bewegungsorientierte Initiative zur Lebensstiländerung in Selbstverantwortung«) – das hört sich recht kompliziert an, ist es aber nicht. M.O.B.I.L.I.S. ist ein Programm, das Ihnen hilft, auf Dauer schlanker zu werden und sich wohler zu fühlen. Es wurde von Fachleuten entwickelt und hat sich bewährt. Bei fast allen, die bisher daran teilgenommen haben, hat sich das Gewicht positiv verändert, gleichzeitig ist auch der Blutzucker, der Blutdruck und der Blutfettspiegel gesunken.

M.O.B.I.L.I.S. macht Sie in 48 Wochen fit in Sachen Gesundheit und gesundem Lebensstil. Ärzte, Sportlehrer und Ernährungsberater begleiten Sie auf Ihrem Weg zu einem Gewicht, das Ihnen Wohlbefinden und Spaß am Leben bis ins hohe Alter bescheren kann. Viele Krankenkassen erstatten ihren Versicherten den größten Teil der Kosten nach erfolgreicher Teilnahme.

Wenn Sie Interesse haben, wenden Sie sich an Ihren Arzt, Ihre Krankenkasse oder direkt an die Mitarbeiter des M.O.B.I.L.I.S.-Teams unter 0761-2707454 oder www.mobilis-project.de. Dort erfahren Sie, wann in Ihrer Nähe ein M.O.B.I.L.I.S.-Programm angeboten wird.

Bewegung, Insulin und Tabletten

Auch wenn Sie Tabletten einnehmen oder Insulin spritzen, um den Blutzucker zu senken, ist Bewegung für Sie genau das Richtige. Es sind nur ein paar Vorsorgemaßnahmen nötig. Sonst kann es passieren, dass der Blutzucker zu tief absinkt und eine Unterzuckerung auftritt. Bewegung senkt generell den Blutzuckerspiegel und verstärkt die Insulinwirkung. Wenn Sie sich also zusätzlich bewegen, brauchen Sie weniger Tabletten bzw. Insulin.

Es gibt zwei Möglichkeiten, darauf zu reagieren. Sie verringern die Insulin- bzw. Tablettendosis oder/und essen vorher zusätzliche Kohlenhydrate, so genannte »Bewegungs-BEs«, zum Beispiel einen Apfel, eine halbe Banane oder ein halbes Vollkornbrötchen. Damit halten Sie den Blutzucker für circa eine halbe Stunde stabil. Wenn Sie länger aktiv sein möchten, müssen Sie zusätzlich die Tabletten- oder Insulinmenge verringern. Wir empfehlen Ihnen, sich dazu bei einer Diabetikerschulung zu informieren.

Wenn Sie während oder nach dem Sport eine Unterzuckerung spüren, ist eine Extraportion Kohlenhydrate nötig. Geeignet sind »schnelle« Kohlenhydrate in Form von Fruchtsaft, Obst oder Traubenzucker. Wenn Sie vor, nach und bei längerer Belastung, auch während des Sports oder der Gartenarbeit Ihren Blutzucker messen, können Sie herausfinden, wie Ihr Körper und Ihr Blutzucker auf Bewegung und die getroffenen Vorsorgemaßnahmen reagiert. Am besten lernen Sie Ihre Körperreaktionen kennen, wenn Sie sich genau beobachten und Ihre Erfahrungen mit Bewegung in Ihrem Diabetiker-Tagebuch festhalten.

Ganz ungünstig ist es, mit einem zu niedrigen oder zu hohen Blutzucker zu starten. Erst, wenn der Blutzucker mit »schnellen« Kohlenhydraten angehoben bzw. mit kurz wirkendem Insulin gesenkt wurde, sollten Sie loslegen.

Tipp: *Einige Arztpraxen betreuen Bewegungsgruppen für Diabetiker. Mitmachen lohnt sich!*

So behandelt der Arzt

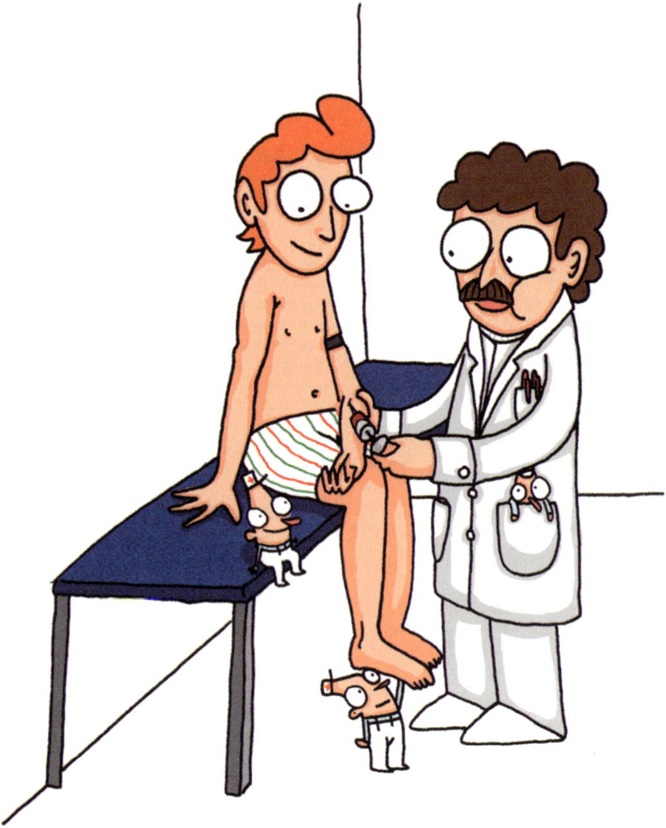

Ziel jeder Diabetesbehandlung ist es, den Blutzucker zu senken. Je besser das gelingt, desto geringer ist das Risiko, dass der Diabetes in Ihrem Körper »Rost-Spuren« hinterlässt. Als Diabetiker haben Sie einen großen Vorteil: Sie können als Patient den Verlauf und Erfolg Ihrer Behandlung aktiv beeinflussen. Der Arzt ist Ihr wichtigster Berater zu allen Fragen rund um die Erkrankung. Nach der Diabetes-Diagnose wird er gemeinsam mit Ihnen einen Behandlungsplan erarbeiten. Am Krankheitsbild erkennt er, ob er Ihnen Medikamente oder Insulin verordnen muß.

Wenn neben dem Blutzucker auch Ihr Blutdruck und Ihr Cholesterinspiegel zu hoch sind, wird der Arzt mit Ihnen darüber sprechen, wie Sie auch diese Werte gemeinsam in den Griff kriegen. Ein über Jahre erhöhter Blutzucker schädigt Nerven und Blutgefäße. Besonders gefährdet sind Nieren, Augen und Füße. Um solche Spätfolgen des Diabetes rechtzeitig zu erkennen, sind regelmäßige Kontrolluntersuchungen ganz wichtig. Wenn die Nieren nicht mehr richtig arbeiten, erkennt der Arzt dies an erhöhten Eiweißwerten im Urin. Er wird Sie dann zu einem Facharzt, einem Nephrologen, schicken. Die Augen müssen mindestens einmal im Jahr von einem Augenarzt überprüft werden. Wenn Sie aufgrund einer Nervenschädigung Probleme mit dem Magen oder der Blase haben, wird Ihr Arzt ebenfalls einen Facharzt für die Behandlung hinzuziehen. Manchmal ist auch ein Kardiologe zur Behandlung von Herz-Kreislauf-Problemen erforderlich.

Wenn Ihre Blutzuckerwerte trotz vieler Behandlungen nach einem halben Jahr immer noch nicht optimal sind, ist es notwendig, dass Sie eine auf Diabetes spezialisierte Praxis, eine diabetologische Schwerpunktpraxis aufsuchen.

Bei jeder Untersuchung und Behandlung ist der Arzt auf Ihre Unterstützung und Mithilfe angewiesen. Es ist sehr wichtig, dass

Sie die regelmäßigen Kontrolltermine wahrnehmen und ihn bei jedem Besuch auch über kleine Veränderungen, neu aufgetretene Beschwerden, Probleme oder zusätzliche Erkrankungen informieren. Haben Sie keine Angst, wenn Blutzucker, Blutdruck oder Cholesterin nicht die Zielwerte erreicht haben. Überlegen Sie mit Ihrem Arzt, woran das liegen könnte. Vielleicht müssen Sie gemeinsam eine andere Strategie in der Behandlung einschlagen.

Viele Diabetiker tun sich gerade in der Anfangsphase mit der Diagnose Diabetes schwer: Werde ich je wieder gesund werden? Wie soll ich mit dieser Krankheit leben? Was wird meine Familie sagen? Wird es Probleme mit meinem Partner geben? Werde ich

Untersuchung	Häufigkeit
Fußinspektion	jedes Mal
Gewicht	jedes Mal
Blutdruck	jedes Mal
HbA1c	vierteljährlich
Augenhintergrund	halbjährlich oder jährlich
Blutfettwerte	jährlich (bei erhöhten Werten häufiger)
Nierenfunktionstest	jährlich
Nervenschäden in Armen und Beinen	jährlich
Blutgefäße (Gefäßstatus)	jährlich
Fußpulse	halbjährlich
Blutfette	jährlich
Leberenzyme	jährlich
EKG, Belastungs-EKG	jährlich
Ultraschall im Bauchraum	jährlich

vielleicht sogar meinen Arbeitsplatz verlieren? Sprechen Sie auch über diese Sorgen mit Ihrem Arzt. Vielleicht hilft Ihnen auch eine Selbsthilfegruppe, in der Sie sich mit anderen Diabetikern austauschen. Fragen Sie Ihren Arzt nach einer solchen Gruppe in Ihrer Nähe!

Im Laufe der Behandlung werden Sie sehen, worauf es ankommt. Durch Schulungen und Beratungen werden Sie fit! Sie werden erkennen, dass es sich auch mit Diabetes aktiv und sorglos leben lässt.

Wissenswertes über Medikamente

Die ersten Bausteine bei der Behandlung von Diabetikern heißen trinken und viel bewegen, um Übergewicht zu reduzieren. Viele Diabetiker kommen so über Jahre hinweg ohne Medikamente oder Insulin aus. Wenn Ihr Arzt Ihnen zusätzlich irgendwann Tabletten verschreibt, ist das kein Grund zur Sorge.

Es gibt inzwischen eine Fülle von gut wirksamen Medikamenten, die auf unterschiedliche Weise den Blutzucker senken. Welche für Sie richtig sind und wie oft Sie sie einnehmen müssen, wird Ihr Arzt Ihnen erklären. Aber denken Sie daran: Die Medikamente können nur dann richtig wirken, wenn Sie sich gesund und abwechslungsreich ernähren und sich und Ihren Stoffwechsel durch regelmäßige Bewegung auf Trab halten.

So wirken Blutzucker senkende Medikamente

Glucosidasehemmer,
z. B. Glucobay®, Diastabol®,
hemmen die Verdauung von Kohlenhydraten im Darm.

Biguanide,
z. B. Metformin®, Glucophage®, Siofor®,
verbessern die Wirkung des Insulins und steigern die Aufnahme von Zucker in die Zellen.

Sulfonylharnstoffe,
z. B. Glibenbeta®, Amaryl® Orabet®,
kurbeln die Freisetzung von Insulin aus der Bauchspeicheldrüse an.

Glitazone,
z. B. Actos®, Avandia®,
erhöhen die Empfindlichkeit der Körperzellen für Insulin.

Glucosidasehemmer haben den Nachteil, dass sie erhebliche Verdauungsprobleme (heftige Blähungen) verursachen können. Am besten, Sie probieren aus, ob Sie diese Arzneimittel vertragen oder nicht. Sulfonylharnstoffe werden heute nur noch ungern eingesetzt, da sie häufig zu Gewichtszunahmen führen, die wiederum die Zuckerkrankheit ungünstig beeinflussen. Sie erinnern sich, viel Insulin im Blut verursacht Hunger! Mittel der Wahl sind daher Biguanide oder Glitazone.

Mit Insulin geht es mir gut

Wenn der Blutzucker trotz der regelmäßigen Einnahme von Blutzucker senkenden Medikamenten und Bewegung nicht sinkt, wird der Arzt die Behandlung mit Insulin vorschlagen. Viele Diabetiker fürchten sich vor dem Insulin und möchten die Behandlung so weit wie möglich hinausschieben. Doch diese Ängste sind heute unbegründet. Mit Insulin entlasten Sie Ihre Bauchspeicheldrüse. Das Spritzen von Insulin ist einfach und nicht schmerzhaft. Den meisten Diabetikern geht es mit Insulin sogar besser. Jahrzehntelange Erfahrungen in der Diabetesbehandlung haben gezeigt, dass eine rechtzeitige Umstellung der Behandlung viele Vorteile hat. Das gilt ganz besonders dann, wenn sich im Laufe der Jahre aufgrund des beständig hohen Blutzuckerspiegels Schäden an Augen, Nieren, Nerven oder Herz gebildet haben. Zögern Sie also nicht, sondern sprechen Sie frühzeitig mit Ihrem Arzt darüber.

Für die Behandlung mit Insulin gibt es zwei Möglichkeiten:

- die Kombination von Blutzucker senkenden Medikamenten mit Insulin.
- nur Insulin.

Welche Methode für Sie die Richtige ist, wird Ihr Arzt entscheiden. Dabei spielen Ihr Alter, Ihr Gewicht, die bisherigen Behandlungserfolge, Ihr allgemeiner Gesundheitszustand und noch vieles mehr eine Rolle. Allerdings senkt Insulin nicht nur den Blutzucker, sondern fördert auch den Aufbau von Fettpolstern und Muskeln. Das ist der Grund, weshalb viele Diabetiker zu Anfang der Insulinbehandlung merken, dass das Abnehmen nicht mehr so gut klappt. Darum ist es ganz wichtig, dass Sie die

Tipps und Empfehlungen zur Ernährungsumstellung auch bei einer Behandlung mit Insulin befolgen. Wenn Sie schlanker werden, müssen Sie weniger Insulin spritzen. Ihr Arzt wird Sie dabei beraten. Unterstützen Sie ihn, indem Sie gerade in der Anfangsphase der Insulinbehandlung häufig Ihren Blutzucker kontrollieren.

Welches Insulin wofür?

Es gibt heute viele verschiedene Insulinpräparate. Mit welchem Insulin Sie Ihren Blutzucker unter Kontrolle bringen, wann und wie oft Sie es spritzen müssen, werden Sie gemeinsam mit Ihrem Arzt festlegen.

Schnell wirkendes Normalinsulin

Normalinsulin, auch Altinsulin genannt, wirkt bereits einige Minuten nach dem Spritzen. Nach vier bis sechs Stunden klingt die Wirkung schon wieder ab. Diabetiker, die Normalinsulin spritzen, müssen sehr genau auf den richtigen Zeitpunkt achten. Es muss circa zehn bis zwanzig Minuten vor dem Essen wie jedes andere Insulin unter die Haut ins Fettgewebe gespritzt werden. Wird dieser zeitliche Abstand nicht eingehalten, kommt das Insulin quasi zu spät. Es wirkt erst dann, wenn der Blutzucker schon hoch angestiegen ist. Ist dagegen der Abstand zwischen Spritze und Essen zu groß, ist das Insulin schon aktiv, wenn noch kein Zucker im Blut ist und es kann zu einer Unterzuckerung kommen. Solche Probleme entstehen zum Beispiel oft im Restaurant. Sie bestellen ein Nudelgericht, schätzen die KE-Einheiten ab und errechnen die zu spritzende Insulinmenge, die Sie auch verabreichen. Nun braucht die Küche aber zum Beispiel 45 Minuten, bis das Essen auf dem Tisch steht. In dieser Zeit kommen Sie in die Unterzuckerung. Spritzen Sie umgekehrt erst beim Essen, wirkt das Insulin erst 20 Minuten später, und damit steigt der Blutzucker drastisch an. Eine Lösung für dieses Problem bieten die neuen Insulinpräparate, die keinen Spritz-Ess-Abstand mehr erfordern. Wenn das Essen auf dem Tisch steht wird gespritzt und sofort taucht das Insulin im Blut auf.

Ihr Arzt wird Sie dazu genau informieren.

Langsam wirkendes Verzögerungsinsulin

Verzögerungs- oder Depotinsuline lassen sich viel Zeit, bevor sie aus dem Fettgewebe unter der Haut in die Blutbahn eintreten. Sie beginnen erst nach ein bis zwei Stunden zu wirken, sind dann aber – je nach Dosis – in der Regel zwölf Stunden wirksam. Diese Insuline werden nur in der Kombination mit schnell wirkenden Insulinen eingesetzt. Das Verzögerungsinsulin bildet die Basisinsulinausscheidung im Körper über den Tag nach, die schnell wirkenden Insuline decken die jeweiligen Mahlzeiten ab.

Mischinsulin

Auch das Mischen von langsam und schnell wirkenden Insulinen ist möglich und üblich. Keine Angst, das müssen Sie nicht zu Hause machen. Mischungen gibt es fertig in Ampullen in verschiedenen Mischungsverhältnissen. Sehr viele Diabetiker kommen mit diesen Fertigmischungen gut zurecht. Mischinsuline werden zwei oder drei Mal am Tag gespritzt.

Was versteht man unter konservativer und intensivierter Insulinbehandlung?

Die Kohlenhydratmenge in den Mahlzeiten und die Insulinmenge, die Sie spritzen, müssen immer gut aufeinander abgestimmt sein. Ziel jeder erfolgreichen Insulinbehandlung ist es, Blutzuckerwerte zu erreichen, die den normalen Werten sehr nahe kommen. Für Diabetiker gibt es verschiedene Insulinbehandlungsmöglichkeiten.

Viele Typ-2-Diabetiker werden mit der so genannten **konservativen Insulintherapie** behandelt. Dabei spritzen sie jeden Tag vor dem Frühstück und vor dem Abendessen eine ganz bestimmte Menge eines Gemischs aus Verzögerungs- und Normalinsulin, zum Beispiel 25 Prozent kurz wirkendes Normal- und 75 Prozent lang wirkendes Verzögerungsinsulin.

Einige Diabetiker spritzen es auch zusätzlich vor dem Mittagessen. Die Zeitspanne zwischen Injektion und Mahlzeit muss dabei genau eingehalten werden. Damit es nicht zu Unterzuckerungen kommt, sind neben drei Hauptmahlzeiten auch kleine Zwischenmahlzeiten erforderlich. Viele Diabetiker, die einen regelmäßigen Tagesablauf haben und zu festen Zeiten essen und trinken, leben gut mit dieser Behandlungsmethode. Der Vorteil ist, dass sie sich nur zwei oder drei Mal am Tag pieksen müssen.

Bei der **intensivierten Insulintherapie**, wird zwei- bis dreimal täglich ein langsam wirkendes Insulin gespritzt. Um den erhöhen Insulinbedarf bei den Mahlzeiten abzudecken, wird zusätzlich vor jeder Mahlzeit ein schnell wirksames Insulin, auch Mahlzeitinsulin genannt, gespritzt.

Damit Sie die richtige Insulinmenge spritzen, müssen Sie vor jedem Essen Ihren Blutzuckerwert messen und den Kohlenhydratgehalt der Mahlzeit schätzen.

Diese Behandlungsweise hat den Vorteil, dass sie Ihren Tagesablauf und die Mahlzeiten frei gestalten können, da die Insulinmenge an den Kohlenhydratgehalt der Mahlzeiten angepasst wird und nicht umgekehrt. Sie können Mahlzeiten problemlos verschieben oder ganz ausgelassen. Das setzt aber voraus, dass Sie sich gut mit Ihrem Insulin und seiner Wirkung im Körper sowie mit dem Kohlenhydratgehalt von Lebensmitteln auskennen. Und sie müssen bereit sein, mehrmals täglich Ihren Blutzucker zu messen und sich zu spritzen.

Diabetiker-Schulungen machen Sie fit!

Dem Arzt stehen für die Behandlung Ihrer Zuckerkrankheit eine große Palette an Insulinen zur Verfügung. Jedes Insulin hat seinen ganz eigenen Charakter. Jedes Insulin wirkt anders, und jeder Diabetiker reagiert anders auf ein Insulin. Ärzte sagen, jeder Diabetiker hat seine ganz persönliche Insulinempfindlichkeit. Welches Insulin für Sie richtig ist, wie oft und wann Sie es spritzen müssen und ob Sie zusätzlich Tabletten einnehmen müssen, hängt von Ihren individuellen Bedürfnissen ab. Der Arzt wird mit Ihnen einen Behandlungsplan erarbeiten, der ganz genau zu Ihnen passt. Bis Sie wissen, welches Insulin Sie wann brauchen, um den Blutzucker zu senken, vergehen oft einige Wochen. In der ersten Behandlungsphase ist es besonders wichtig, dass der Blutzucker in kurzen Abständen kontrolliert wird.

Jeder Diabetiker sollte »sein« Insulin gut kennen, wissen, wann und wie es wirkt und sicher im Umgang mit der Insulinspritze sein. Es gibt also einiges zu lernen und zu üben. Aber dabei können Sie sich helfen lassen.

Nehmen Sie an einer Schulung für Diabetiker in der Praxis Ihres Arztes teil. Lassen Sie sich fit und sicher machen im Umgang mit Ihrer Erkrankung, so dass Sie Ihr Leben auch mit Diabetes aktiv lenken und genießen können. Es kann auch sein, dass Ihr Arzt Sie als Diabetiker für einige Tage in eine Spezialklinik überweist. Das hat viele Vorteile. Sie erfahren dort gemeinsam mit anderen Diabetikern alles über

- verschiedene Behandlungsformen mit Insulin,
- das Messen des Blutzuckers,
- das richtige Spritzen von Insulin, verschiedene Spritztechniken,
- die richtige Lagerung von Insulin,
- den Einfluss der Ernährung auf die Insulinmenge,
- das Anpassen der Insulinmenge an die Mahlzeiten,
- Warnzeichen und den richtigen Umgang mit Unter-(Hypoglykämien) und Überzuckerungen (Hyperglykämien),
- den Einfluss von Bewegung und Sport auf den Blutzucker und den Insulinbedarf sowie
- Situationen, die den Insulinbedarf des Körpers verändern und eventuell eine Anpassung der Insulindosis, wie z. B. bei Krankheiten, Operationen, im Urlaub, auf langen Flugreisen oder in der Schwangerschaft erforderlich machen.

Das alles erlernen Sie nicht nur in der Theorie, sondern jeder Diabetiker übt so lange, bis er sich gut auskennt und sicher mit seinem Diabetes zu Hause umgehen kann. Und Sie werden sehen, es macht Spaß, sich mit anderen Diabetikern auszutauschen.

Hypo – warum ist das für mich wichtig?

Hypos – die Kurzform für Hypoglykämien oder Unterzuckerungen – können unangenehm, manchmal auch gefährlich werden. Es ist für Sie wichtig zu wissen, wann es zu einer Unterzuckerung kommen kann, wie sie sich anfühlt, welche Maßnahmen Sie dagegen ergreifen müssen und vor allem, was Sie vorbeugend tun können.

Unterzuckerung bedeutet, dass der Zuckergehalt im Blut zu tief absinkt. So wie Sie Ihre Blumen auf der Fensterbank regel-

So zeigt sich eine Hypoglykämie

Eine Unterzuckerung oder Hypoglykämie kündigt sich ganz häufig an durch:

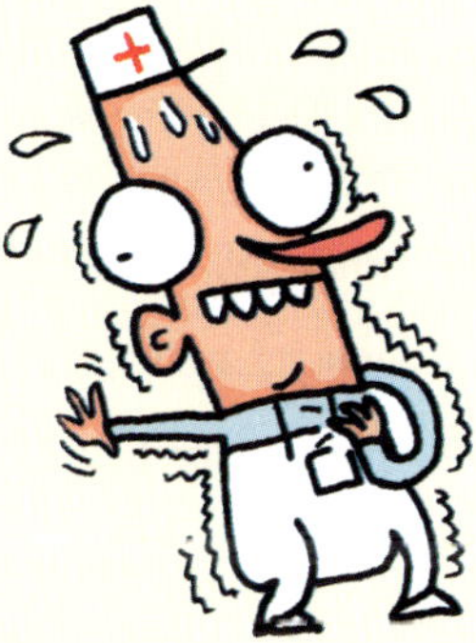

- Zittern
- Schwitzen
- Herzklopfen
- Angst
- Kopfschmerzen
- weiche Knie
- Konzentrationsschwäche

Wenn der Blutzucker weiter absinkt, treten Symptome auf, die durch einen Zuckermangel im Gehirn ausgelöst werden:

- Sehstörungen
- Sprachstörungen
- Schwindel
- Aggressivität oder »clownartiges« Verhalten (als ob man betrunken wäre)
- Krämpfe
- Bewusstlosigkeit

Wie kommt es zu einer Hypoglykämie?

Die häufigsten Ursachen für eine Hypoglykämie sind:

- zu viele Blutzucker senkende Medikamente oder zu viel Insulin,
- zu geringe oder zu späte Einnahme von Kohlenhydraten, z. B. weil die Zwischenmahlzeit vergessen wurde oder Sie länger als geplant im Restaurant auf das Essen warten mussten,
- außergewöhnliche körperliche Bewegung, z. B. weil Sie einen Umweg bei der Fahrradtour gemacht und das Picknick ausgelassen oder die Gartenarbeit um eine Stunde verlängert haben, ohne etwas zu essen oder zu trinken,
- zu hoher Alkoholkonsum,
- Gewichtsabnahme,
- Erbrechen oder Durchfall.

mäßig mit Wasser und Dünger versorgen müssen, damit sie wachsen, grün und frisch bleiben, brauchen auch die Körperzellen regelmäßig Zucker. Wenn Sie das Gießen vergessen, lassen Ihre Pflanzen die Köpfe hängen, die Blätter welken, die Wurzeln trocknen aus. So passiert es auch in Ihrem Körper. Bleibt in den Zellen die regelmäßige Lieferung von Zucker als Treibstoff aus, funktionieren sie nicht mehr. Sie machen schlapp.

Eine Unterzuckerung können Sie als Diabetiker bekommen, wenn Sie Medikamente einnehmen, die Sulfonylharnstoff enthalten und/oder Insulin spritzen. Von einer Unterzuckerung spricht man immer dann, wenn der Blutzucker unter 50 mg/dl fällt. Bei manchen Diabetikern macht sich eine Hypo allerdings auch schon bei etwas höheren Blutzuckerwerten bemerkbar.

Zum Glück sind schwere Hypoglykämien bis zur Bewusstlosigkeit selten. Die Anzeichen einer Unterzuckerung sind nicht bei jedem Diabetiker gleich und müssen auch nicht alle gleichzeitig auftreten. Sie können sich im Laufe der Erkrankung verändern. Wenn Sie unsicher sind, ob Sie eine Unterzuckerung haben, messen Sie sofort Ihren Blutzucker.

Immer, wenn Sie eine Hypoglykämie gespürt haben, müssen Sie überlegen, was sie verursacht haben könnte.

Wenn Sie keine Ursachen für die Hypoglykämie erkennen können, müssen sie die Insulindosis senken oder weniger Blutzucker senkende Medikamente einnehmen. Ihr Arzt wird Sie dabei beraten.

Bei Hypoglykämien sofort handeln

Haben Sie vor Hypoglykämien keine Angst. Wenn Sie rechzeitig behandelt werden, haben sie keine schädlichen Folgen. Aber Hypoglykämien haben immer Vorrang vor anderen Dingen, sie müssen sofort behandelt werden. Auch wenn Sie mitten in einer wunderschönen Theatervorstellung sitzen oder bei einem äußerst wichtigen Gespräch mit Ihrem Vorgesetzten nicht gestört werden möchten oder gerade noch das letzte Fenster putzen wollen und am liebsten darüber hinweggehen würden, Sie dürfen eine Hypoglykämie nicht verdrängen. Von allein steigt Ihr Blutzuckerspiegel nicht wieder an. Je früher Sie aktiv werden, desto schneller ist die Hypoglykämie behoben. Schieben Sie bei den ersten Anzeichen sofort Traubenzucker in den Mund, um den Blutzucker wieder zu erhöhen. Noch schneller als Traubenzucker wirken Fruchtsaftgetränke (200 ml mit normalem Zucker, kein Diätprodukt) oder 200 ml eines Limonadengetränks. Essen Sie anschließend Obst oder Brot, um den Blutzucker zu stabilisieren. Schokolade ist nicht geeignet, sie ist in ihrer Wirkung zu langsam. Wenn Sie gerade im Garten arbeiten oder

Fahrrad fahren, machen Sie sofort eine Pause. Körperliche Bewegung verstärkt die Hypoglykämie. Setzen oder legen Sie sich hin und warten Sie, bis es Ihnen wieder besser geht. Messen Sie anschließend Ihren Blutzucker.

Hypos können Sie vermeiden

Wenn Sie sich an die folgenden Regeln halten, sind Sie gegen Hypoglykämien gut gewappnet:

- Kontrollieren Sie regelmäßig Ihren Blutzucker. Messen Sie ihn zusätzlich, wenn Sie unsicher sind, vor jeder längeren Autofahrt und wenn Sie krank sind!
- Halten Sie immer die Ihnen verordnete Tabletten- und/oder Insulindosis ein. Spritzen Sie rechtzeitig vor dem Essen, aber nicht zu spät! Denken Sie an den für Ihr Insulin richtigen Spritz-Ess-Abstand!
- Halten Sie sich an Ihren Mahlzeitenplan!
- Bestimmen Sie Ihren Blutzucker vor der Gartenarbeit, einer Wanderung oder dem großen Hausputz. Bei zusätzlicher Bewegung verbrennen Sie mehr Zucker. Verringern Sie die Insulindosis oder essen Sie zusätzlich Kohlenhydrate!
- Halten Sie immer und überall Traubenzucker griffbereit, in jeder Hand- oder Hosentasche, auch im Nachttisch und im Auto! Achten Sie drauf, dass der Traubenzucker immer an der gleichen Stelle liegt, so dass Sie ihn auch in Notsituationen schnell finden!
- Führen Sie ein Hypo-Tagebuch! Notieren Sie jedes Mal, wenn Sie eine Hypoglykämie gespürt haben, nicht nur den Blutzuckerwert, sondern auch Ihre Beobachtungen und Erfahrungen. Schreiben Sie auf, welche Symptome auftraten. Halten Sie auch fest, ob Sie zuerst die Kopfschmerzen plagten,

der Schweiß ausbrach oder die Knie zitterten. Tragen Sie ein, zu welcher Tageszeit und bei welcher Beschäftigung sich die Hypoglykämie gezeigt hat.

- Nehmen Sie eventuell an einer Hypoglykämie-Schulung teil! Unter fachkundiger Anleitung von Ärzten und Diabetikerberaterinnen lernen Sie dort, Hypoglykämien zu erkennen und richtig mit ihnen umzugehen. Sprechen Sie Ihren Arzt darauf an!
- Informieren Sie Ihre Familie, Freunde und Kollegen über Ihre Zuckerkrankheit und erklären Sie Ihnen, wie sie Ihnen bei einer Hypoglykämie helfen können.

Hypoglykämien sind lebensgefährlich. Es bleiben auch Hirnschädigungen zurück. Also lassen Sie es nicht drauf ankommen. Schwere Hypoglykämien mit Bewusstlosigkeit müssen auf jeden Fall vermieden werden. Gehen Sie achtsam mit Ihrem Körper um, er wird es Ihnen danken.

Erste Hilfe für bewusstlose Diabetiker mit schweren Hypoglykämien

1. Atemwege frei machen! Wenn nötig, Essensreste aus dem Mund entfernen!
2. Den Diabetiker in die stabile Seitenlage bringen!
3. Glukagon spritzen oder sofort einen Arzt rufen, der Traubenzucker in die Vene spritzt!

Wenn der Diabetiker wieder bei Bewusstsein ist, muss er mit schnell verfügbaren Kohlenhydraten wie Traubenzucker oder mit Zucker gesüßten Getränken versorgt werden, um die Zuckervorräte im Körper wieder aufzufüllen.

Diabetes im täglichen Leben

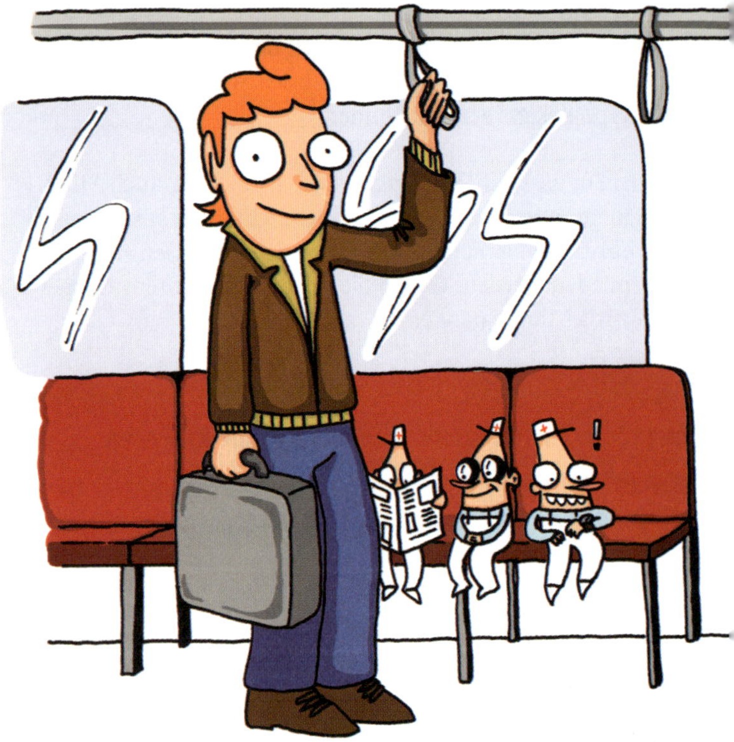

Diabetes im Restaurant – Tipps für die Menüwahl

Selbstverständlich können Sie sich, auch wenn Sie zuckerkrank sind, in einem Restaurant verwöhnen lassen.

- Als Vorspeise empfehlen wir Ihnen einen grünen oder gemischten Salat mit einem zuckerfreien Dressing aus Essig und Öl.
- Wählen Sie die Gerichte aus, bei denen Sie die kohlenhydrathaltigen Beilagen gut abschätzen können. Das ist besonders wichtig, wenn Sie Insulin spritzen. Menge und Art der Kohlenhydrate müssen zu der verabreichten Insulindosis passen.
- In den meisten Restaurants ist es kein Problem, einzelne Mahlzeitenkomponenten gegeneinander auszutauschen. Wenn Sie auf die Kartoffeln oder Nudeln verzichten und sich stattdessen eine größere Portion Gemüse oder Salat bringen lassen, verbessern Sie die Qualität der Kohlenhydrate auf Ihrem Teller. Sie bekommen mehr langsam wirkende Kohlenhydrate, und das ist besser für Ihren Blutzucker.
- Messen Sie zur Kontrolle eineinhalb bis zwei Stunden nach dem Essen Ihren Blutzucker.
- Wenn Sie bei fremden Gerichten unsicher sind, ob diese in Ihren Ernährungsplan passen, informieren Sie sich bei der Bedienung einfach über deren Zutaten und Zubereitung.
- Gut geeignet und bekömmlich sind Gerichte mit Gemüse, Fleisch oder Fisch als Hauptbestandteil in Kombination mit einer großen Portion Gemüse und/oder Salat.
- Bevorzugen Sie gegrillte oder gedünstete Zubereitungsarten. Wenn möglich, packen Sie das Fleisch aus der Panade.
- Als Getränk zum Essen empfehlen wir Ihnen Mineralwasser. Wenn Ihr Arzt einverstanden ist, darf es auch ein kleines Glas

trockener Rot- oder Weißwein oder eine Weinschorle sein. Alkoholische Getränke vor dem Essen regen den Appetit allzu sehr an, trinken Sie stattdessen lieber ein Glas Mineralwasser als Aperitif.

- Vorsicht beim Dessert! Süßes wie Mousse au Chocolat oder Tiramisu treibt den Blutzuckerspiegel und oft auch das Gewicht nach oben. Wir empfehlen Ihnen stattdessen frische Früchte, Obstsalat, eine kleine Portion Käse oder einfach nur einen Espresso, eine Tasse Kaffee oder Tee ohne Zucker.

Diabetes und Alkohol

- Alkohol können Sie genießen, aber in Maßen. Wein, Bier, Sekt und Likör füllen schnell das Kalorienkonto. Wählen Sie deshalb lieber einen leichten, trockenen Weiß- oder Rotwein als eine Spätlese, einen Cognac oder einen Likör. Im Rotwein sind übrigens eine Menge Vitalstoffe enthalten, die die Blutgefäße reinigen, das Blut schneller fließen lassen und vor Erkrankungen von Herz und Kreislauf schützen sollen. Gönnen Sie sich aber auch davon, wenn Ihr Arzt nichts dagegen hat, nicht mehr als ein bis zwei Gläschen. Kohlenhydratarm und deshalb in kleinen Mengen für Diabetiker geeignet sind auch alle Sektsorten mit dem Zusatz »brut«, »extra trocken« oder »extra dry« und alle Branntweine wie Calvados, Ouzo, Aqavit, Gin, Korn, Rum, Whisky und Wodka.

- Für Diabetiker nicht geeignet sind zuckerreiche Alkoholika wie Liköre und Süßweine. Sie erhöhen den Blutzucker schnell. Bier, egal ob Pils, Alt oder Export enthält ebenfalls reichlich Kohlehydrate. Trinken Sie nicht mehr als ein Glas pro Tag! Auch alkoholfreie Biere oder Diätbier bieten keinerlei Vorteile gegenüber herkömmlichen Bieren.

- Trinken Sie alkoholische Getränke niemals vor, sondern zum oder nach dem Essen!
- Alkoholhaltige Getränke sind als Durstlöscher nach dem Sport nicht zu empfehlen. Das ist besonders wichtig für Diabetiker, die Insulin spritzen oder Medikamente mit Sulfonylharnstoffen einnehmen.
- Alkohol verträgt sich besser in Kombination mit kohlenhydrathaltigen Lebensmitteln, die den Blutzucker langsam erhöhen!
- Kontrollieren Sie Ihren Blutzucker nach dem Alkoholgenuss, um mögliche Schwankungen aufzudecken und schnell reagieren zu können.

Diabetes und Rauchen

Dass Rauchen der Gesundheit schadet, ist hinreichend bekannt. 30 Prozent der Krebserkrankungen werden durch Rauchen oder Passivrauchen ausgelöst, Rauchen erhöht den Blutdruck und beschleunigt Nierenerkrankungen durch Verengung der kleinen Blutgefäße. Diabetiker haben durch Rauchen ein zwei- bis vierfach höheres Risiko, den Herztod zu erleiden oder an einem Schlaganfall und Durchblutungsstörungen zu erkranken. Wenn die Niere aufgrund schlechter Blutzuckerwerte bereits Schaden genommen hat, ist eine Verschlechterung durch Rauchen deutlich nachweisbar. Rauchen lässt die Haut schneller altern und fördert die Impotenz. Es gibt also genügend Gründe, gerade für Diabetiker, diese zusätzliche Gefahrenquelle für die Gesundheit auszuschalten. Es gibt inzwischen viele Möglichkeiten, die Ihnen helfen, von der Nikotinsucht loszukommen. Lassen Sie sich von Ihrem Arzt, in der Apotheke oder bei Ihrer Krankenkasse beraten. Auch wenn Ihre Versuche, das Rauchen aufzugeben, bisher gescheitert sind, möchten wir Ihnen gern einen neuen Anstoß für einen weiteren Anlauf geben. Es lohnt sich, Ihre Gesundheit wird es Ihnen danken.

Diabetes und Reisen

Wir empfehlen Ihnen, vor dem Start in die Urlaubsreise mit Ihrem Arzt über Ihre Reiseplanung zu sprechen. Er kann Sie darauf hinweisen, ob es Bedenken gegen Ihre Planung oder ob es für einzelne Länder besondere Empfehlungen für Sie gibt.

Zu Ihren Urlaubsvorbereitungen gehört die sorgfältige Zusammenstellung der Reiseapotheke. Unbedingt hinein müssen

Das gehört in die Reiseapotheke eines Diabetikers:

- Insulin, Tabletten
- Spritzen, Kanülen, Pen, Pumpe, Stechhilfen
- Blutzuckermessgerät und Ersatzbatterien
- Teststreifen
- Glucagon-Notfallset
- U-100-Einmalspritzen bei Verlust des Pens
- Traubenzucker
- Fußpflegemittel
- Diabetiker-Ausweis, evtl. mit Übersetzung in der Landessprache
- Auslandskrankenschein
- Evtl.: Rezept des Arztes für Insulin

alle Medikamente, die Sie zu Hause regelmäßig einnehmen. Außerdem ist es ratsam, weitere Arzneimittel zur Behandlung kleinerer Krankheiten im Urlaub einzupacken. Lassen Sie sich dazu in der Apotheke beraten. Ihre spezielle Diabetes-Reiseapotheke sollten Sie immer bei sich tragen.

Schützen Sie Ihr Blutzuckermessgerät und Ihre Teststreifen vor direkter Sonneneinstrahlung, damit Sie auch in heißen Regionen zuverlässige Messergebnisse haben. Wickeln Sie am besten beides in ein Handtuch ein. Ihr Gerät und Ihre Teststreifen schützen Sie gegen Kälte, wenn Sie sie in einem Brustbeutel tragen. Wenn möglich, lagern Sie Ihr Insulin in einem Kühlschrank, lichtgeschützt und nicht kälter als 4 °C. Bei Reisen mit langer Flugdauer ist in Bezug auf die Insulininjektion die Zeitverschiebung zu berücksichtigen. Bei Reisen nach Osten verkürzt sich der Tag. Die Insulindosis ist entsprechend zu reduzieren. Als Faustregel gilt: Die innerhalb von 24 Stunden zu verabreichende Insulindosis verringert sich um den Bruchteil, der sich aus der Zeitverschiebung ergibt. Werden die Uhren beispielsweise um vier Stunden vorgestellt, reduziert sich der Insulinbedarf um 4/24, also um ein Sechstel. In Ihrem Reiseland müssen Sie dann die bisherigen Insulindosen spritzen und regelmäßig den Blutzucker kontrollieren. Bei Reisen Richtung Westen wird der Tag länger, das heißt, die Insulindosen müssen entsprechend der Zeitverschiebung vorübergehend erhöht werden, am besten durch eine zusätzliche Insulindosis.

Diabetes und die Sehkraft

Das Lesen der Zeitung fällt Ihnen plötzlich schwer, die Buchstaben verschwimmen vor Ihren Augen. Dabei spritzen Sie jetzt schon seit einigen Tagen Insulin, um den Blutzucker zu senken. Und die neue Brille haben Sie erst vor einem Vierteljahr bekommen! Kann es sein, dass sie schon wieder ausgetauscht werden muss?

Die Antwort lautet: Abwarten! Schwankungen in der Sehschärfe sind gerade in der Anfangsphase der Behandlung mit Insulin ganz typisch. Der Zuckergehalt im Blut nimmt zu und ab. Es dauert einige Wochen, bis Ihr Arzt die für Sie richtige Behandlungsmethode gefunden und den Blutzucker stabil eingestellt hat.

Fahren Sie in dieser Zeit kein Auto. Die Sehschwankungen verschwinden meistens von allein, sobald sich Ihr Stoffwechsel auf das Insulin eingestellt hat und mit stabilen Blutzuckerwerten reagiert. Gönnen Sie Ihrem Körper diese Gewöhnungsphase, warten Sie nach der Umstellung Ihrer Diabetes-Behandlung einige Wochen, bevor Sie eine neue Einstellung Ihrer Brillengläser vornehmen lassen.

Ist der Blutzucker allerdings über viele Jahre zu hoch, nehmen die Blutgefäße im Auge Schaden. Der Grund dafür sind verstopfte Blutgefäße in Ihren Augen. So wie sich die Leitungen Ihrer Waschmaschine langsam zusetzen, wenn Sie sie nicht entkalken, und den Wasserdurchfluss verringern, so werden die Wände der Blutgefäße langsam »verzuckert«. Lassen Sie deshalb Ihre Augen regelmäßig von einem Augenarzt kontrollieren.

Diabetes und die Schaufensterkrankheit

Ein ausgedehnter Schaufensterbummel macht Spaß und entspannt die Seele. Wenn aber das Interesse an den Auslagen des Schaufensters nur gespielt ist, weil das Stehenbleiben eine Entlastung für schmerzende Beine ist, spricht man von der Schaufensterkrankheit. Ursache dafür ist eine Durchblutungsstörung der Beine, auch als Arterienverkalkung oder Arteriosklerose bekannt. Schmerzen treten vor allem beim Gehen in der Wade oder auch im Oberschenkel auf.

Wenn Ihr Spaziergang schmerzhaft wird, Sie harte, dunkel verfärbte Stellen oder schlecht heilende Wunden an den Beinen entdecken, sprechen Sie gleich Ihren Arzt darauf an. Solch eine gestörte Blutzirkulation muss schnell behandelt werden. Nicht nur die Gefäße der Beine, sondern auch die Herzkranzgefäße oder die Blutgefäße im Gehirn können verengt oder sogar verschlossen sein. Das kann einen Herzinfarkt oder Schlaganfall herbeiführen.

Diese Blutfettwerte sind ideal für Typ-2-Diabetiker:

Triglyzeride:	*unter 150 mg/dl*
Gesamt-Cholesterin:	*unter 180 mg/dl*
LDL-Cholesterin:	*unter 100 mg/dl*
HDL-Cholesterin:	*über 45 mg/dl*

Diabetes und die Liebe

Die Zuckerkrankheit gilt heute als eine der häufigsten Ursachen für Potenzstörungen. Voraussetzung für eine befriedigende und genussvolle Sexualität sind neben einem harmonischen Verhältnis zum Partner oder zur Partnerin und einer entspannten Seele vor allem gesunde und funktionstüchtige Nerven, Blutgefäße und Sexualorgane. Das Anschwellen des männlichen Gliedes, der Samenerguss und das Feuchtwerden der Scheide werden durch ein feines Zusammenspiel von Blutgefäßen, Nerven und Muskeln gesteuert. Wenn diese durch jahrelange hohe Blutzuckerwerte beschädigt sind, kann der Körper nicht mehr richtig auf sexuelle Reize reagieren. Es kommt zu Problemen beim Sex. Auch Tabletten gegen hohen Blutdruck, zur Senkung hoher

Blutfettwerte oder zur Behandlung von Depressionen können die Lust auf Sex bremsen.

Aber deshalb müssen Sie sich nicht schamvoll hinter Ihren Problemen verbergen. Sie können nämlich als Diabetiker auch hier eine Menge selbst tun, um der Liebe wieder auf die Sprünge zu helfen. Ganz wichtig ist: Sprechen Sie mit Ihrem Partner oder Ihrer Partnerin. Ziehen Sie sich nicht mit Ihren Problemen zurück! Offenheit und Vertrauen können schon viele Blockaden lösen. Suchen Sie gemeinsam einen Arzt, dem Sie vertrauen, und lassen Sie sich von ihm beraten. Er kann entscheiden, ob es sich bei Ihrer Potenzstörung möglicherweise um Nebenwirkungen Ihrer Medikamente handelt oder ob eine zusätzliche spezielle Behandlung nötig ist. Wenn erforderlich, wird er sie zu einem Spezialisten überweisen. Es gibt heute viele medizinische Möglichkeiten, Ihr Sexualleben entscheidend zu verbessern. Wenn Sie Hemmungen haben, mit Ihrem Arzt zu sprechen, gibt es Beratungsstellen, an die Sie sich für ein erstes Informationsgespräch auch anonym wenden können, zum Beispiel bei einer Beratungsstelle von Pro Familia. Im Internet gibt es einige Informationsportale zum Thema sexuelle Funktionsstörungen mit Informationen, Buchtipps und Broschüren zum Downloaden, die Ihnen zum Teil auch die Möglichkeit einer persönlichen Beratung durch Fachärzte bieten. (Informationen dazu ab Seite 124) Und denken Sie immer daran: Sie sind nicht allein mit Ihrem Problem. Für Ärzte gehören auch sexuelle Schwierigkeiten zum Erscheinungsbild des Diabetes, und sie sind es gewohnt, mit Ihnen offen darüber zu sprechen und Sie zu beraten.

Die wichtigste Maßnahme, um Potenzprobleme gar nicht erst entstehen zu lassen, heißt für Sie als Diabetiker: Sorgen Sie immer für eine gute Blutzuckereinstellung. Und darin sind Sie nach der Lektüre dieses Buches ja schon ein Spezialist. Geben Sie dem Zucker keine Chance, dann klappt es auch mit der Liebe!

So lecker lässt es sich leben:

Kochrezepte

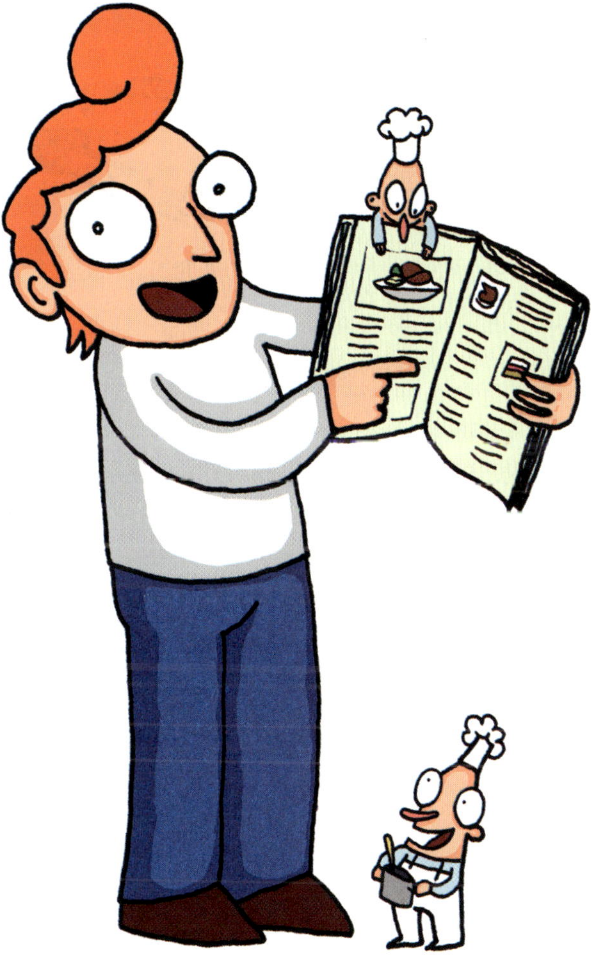

Wir stellen Ihnen hier eine kleine Auswahl von schmackhaften, in der Zubereitung und im Genuss leichten Gerichten vor.

Nicht vergessen: Auch wenn Sie schlanker werden möchten, müssen Sie essen. Planen Sie jeden Tag mindestens drei Mahlzeiten ein, und gönnen Sie sich ruhig auch mal eine kleine, gesunde Zwischenmahlzeit.

Abkürzungen

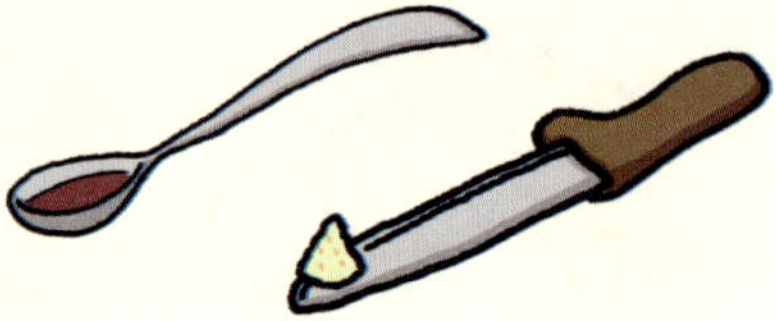

TL = 1 TL
EL = 1 EL
Msp. = Messerspitze
Stck = Stück
F = Fett
KH = Kohlenhydrate
Kcal = Kilokalorien

Leckere Abwechslungen zum Frühstück

Egal, ob sie um fünf oder erst um zehn Uhr aufstehen, ob Sie beruflichen Pflichten nachgehen oder ganz entspannt zu Hause bleiben – das Frühstück ist ein Muss. Ein schmackhaftes und sättigendes Frühstück bringt Power für Körper und Gehirn, macht gute Laune und sorgt für einen schwungvollen Start in den Tag. Wenn Sie morgens früh noch nichts essen können, trinken Sie Mineralwasser oder einen fruchtigen Milchshake, und holen Sie das Frühstück ein bis zwei Stunden später nach. Decken Sie Ihren Frühstückstisch stets reichhaltig. Als Getränke empfehlen wir Ihnen Mineralwasser, Früchte- oder Kräutertee. Etwas Zurückhaltung ist bei koffeinhaltigen Getränken wie Kaffee und Tee ratsam. Neueste Untersuchungen bescheinigen dem Koffein eine Blutzucker erhöhende Wirkung. Trinken Sie unter Beobachtung Ihres Blutzuckerspiegels also mäßig Kaffee pro Tag oder genießen Sie koffeinfreien Kaffee oder Rooibostee (Rotbuschtee).

Müsli mit Obst

(Zutaten für zwei Portionen)

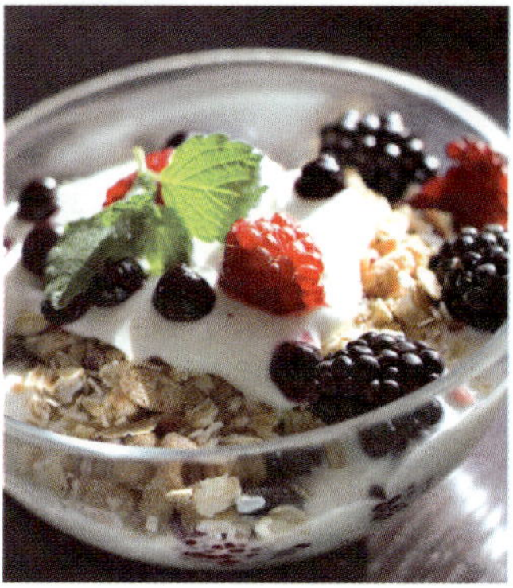

3 Stck. frisches oder tiefgefrorenes Obst (300 g) oder 4 Stck. Trockenobst (getrocknete Pflaumen oder Aprikosen)
4 EL Haferflocken (ca. 50 g)
300 ml Milch, Jogurt oder Dickmilch, 1,5 % Fett

1. Obst oder Trockenfrüchte zerkleinern und mit den Haferflocken mischen.
2. Milch, Jogurt oder Dickmilch darüber gießen.

Tipp: *Achten Sie beim Einkauf von Müsli darauf, dass es zuckerfrei ist. Schauen Sie auf die Zutatenliste. Oder mischen Sie Ihr Müsli aus Haferflocken oder anderen Getreideflocken selbst. Variieren Sie eine Grundmischung ganz nach Ihrem Geschmack mit Nüssen, Mandeln, Leinsamen, Pistazien, Sanddornsaft, Zimt oder Pflaumenmus. Aber bedenken Sie, dass jede weitere Zutat auch den Kaloriengehalt erhöht.*

Brotfrühstück

Weißbrot, Stuten, Baguette, Croissants, Toastbrot und alle anderen Brotsorten aus weißem Mehl treiben den Blutzuckerspiegel und damit den Insulinpegel in Sekundenschnelle in die Höhe. Stellen Sie diese Brotsorten deshalb nicht so oft auf den Frühstückstisch. Wählen Sie stattdessen Vollkornbrot (Roggen-, Weizen-, Dinkelvollkornbrot) mit ganzen Körnern, Vollkornknäckbrot oder -kräcker, Pumpernickel oder Vollkornbrötchen. Mehrkornbrote oder -brötchen sind übrigens keine echten Vollkornbrote. Solche erhalten sie nur in speziellen Vollkorn- oder Biobäckereien oder als Brotbackmischungen im Supermarkt.

Weizenvollkorn-Brötchen

(ergibt 20 Stück)

30 g Hefe
350 ml lauwarmes Wasser
1 TL Jodsalz
600 g Weizenvollkornmehl
nach Belieben: Mohn, Sesam, Anis, Kümmel

1. Hefe zerkrümeln, ins Wasser geben und mit dem Salz im Wasser auflösen.
2. Vollkornmehl mit dem Hefewasser verkneten und 20 Minuten zugedeckt an einem warmen Ort gehen lassen.
3. Backofen auf 250 °C vorheizen. Ein flaches, feuerfestes Gefäß mit Wasser füllen und auf den Boden des Backofens stellen.
4. Teig erneut durchkneten, zu einem dicken Strang rollen und in fünf gleich große Stücke schneiden. Jedes Stück von Hand zu einer Kugel rollen und vierteln.
5. Aus den kleinen Teigvierteln Brötchen formen und auf ein gefettetes Backblech setzen.
6. Die Oberfläche mit Wasser bepinseln und nach Belieben mit Mohn, Sesam, Anis oder Kümmel bestreuen.
7. Die Brötchen nochmals 20 Minuten an einem warmen Ort gehen lassen.
8. Bei 220 °C 15–20 Minuten backen.

Tipp: *Die Brötchen schmecken ganz frisch am besten, aber sie lassen sich auch sehr gut einfrieren.*

Brotaufstriche

Genießen Sie unsere süßen und pikanten Brotaufstriche auf Vollkornbrot oder -brötchen als vollwertiges Frühstück oder in Kombination mit einem knackigen Salat als Abendmahlzeit! Im Kühlschrank halten sich die Brotaufstriche einige Tage, und Sie können ohne Probleme eine größere Menge für zwei Tage davon anrühren.

Süßer Brotaufstrich aus Äpfeln und Birnen

(Zutaten für vier Portionen)

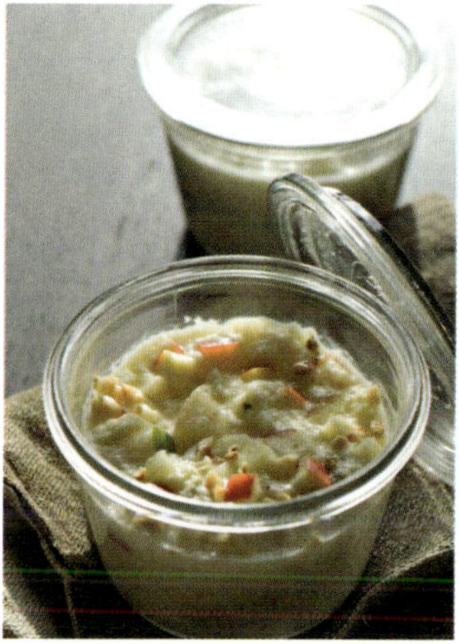

4 Birnen
2 Äpfel
4 EL Orangensaft
2 EL gemahlene Haselnüsse
2 EL Magerquark
2 EL Sahne
1 Msp. Ingwerpulver

1. Birnen und Äpfel waschen, vierteln und entkernen. Das Fruchtfleisch in kleine Stücke schneiden.
2. Das Obst mit dem Orangensaft in eine Schale geben und mit dem Pürierstab pürieren. Die gemahlenen Haselnüsse unterrühren.
3. Zuletzt Quark, Sahne und Ingwerpulver untermischen.

Nuss-Paprika-Brotaufstrich

(Zutaten für vier Portionen)

125 g rote Paprika
½ EL Rapsöl
25 g gemahlene Haselnüsse
1 Bund Basilikum, gehackt
50 g Frischkäse, 20 % F. i. Tr.
1 Msp. Paprikapulver edelsüß
1 kleine Knoblauchzehe, zerdrückt
Salz, Pfeffer

1. Paprika klein würfeln und in heißem Öl einige Minuten weich dünsten. Anschließend pürieren.
2. Gemahlene Nüsse in der Pfanne ohne Fett rösten.
3. Paprikapüree und Nüsse vermischen, Basilikum und Frischkäse zufügen und mit den Gewürzen und dem Knoblauch pikant abschmecken.

Gorgonzolacreme mit Staudensellerie und Apfelstücken

(Zutaten für vier Portionen)

8 Stangen Staudensellerie
200 g Gorgonzola
4 EL saure Sahne
1 EL weiche Butter
8 EL Magerquark
2 kleine Äpfel
1 Msp. Salz
1 Msp. Pfeffer

1. Den Staudensellerie waschen, putzen und in etwa vier Zentimeter lange Stücke schneiden. Das Blattgrün des Selleries zur Seite legen.
2. Den Käse in eine Schüssel geben und mit einer Gabel zerdrücken. Die Käsemasse mit der sauren Sahne, der Butter und dem Quark verrühren.
3. Den Apfel waschen, vierteln, entkernen und fein würfeln. Die Stückchen unter die Käsemasse heben.
4. Die Sellerieblätter fein hacken und unter die Käsecreme rühren, mit Salz und Pfeffer fein abschmecken.
5. Die Creme zusammen mit den Selleriestückchen genießen.

Pikante Forellen-Sahne

(Zutaten für vier Portionen)

50 g Forellenfilet, geräuchert
80 g Magerquark
1 EL saure Sahne
1½ TL Meerrettich
Salz, Pfeffer

1. Das Forellenfilet zerkleinern, mit den anderen Zutaten pürieren und pikant abschmecken.

Herzhafte Omelett-Variationen ohne Brot

Unsere Omelettvariationen eignen sich auch sehr gut als Abendessen.

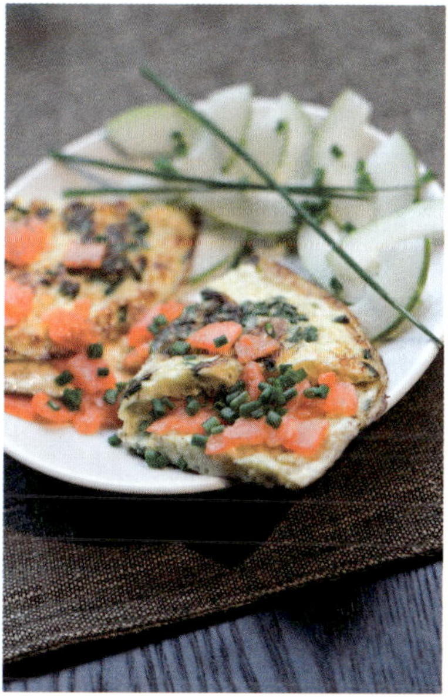

Omelett mit Lachs und Kräutern

(Zutaten für zwei Portionen)

300 g Salatgurke
Salz, Pfeffer
50 g Räucherlachs
3 Eier
2 EL Mineralwasser
2 EL Kefir
2 EL fein gehackter Dill
1 Kästchen Gartenkresse
2 EL Schnittlauchröllchen
1 EL Rapsöl

1. Die Gurke schälen, in dünne Scheiben schneiden und salzen.
2. Den Lachs würfeln.
3. Die Eier mit Mineralwasser, Kefir, Salz, Pfeffer und Kräutern verquirlen.
4. Öl in einer Pfanne erhitzen, die Eiermischung hineingeben und bei geringer Hitze stocken lassen.
5. Mit den Lachswürfeln belegen und mit Kresse bestreuen. Das Omelett zusammenklappen, halbieren und auf einer Platte auf den Gurkenscheiben servieren.

Krabbenrührei

(Zutaten für zwei Portionen)

100 g geschälte Nordseekrabben
1 EL Zitronensaft
Salz, frisch gemahlener weißer Pfeffer
4 Eier
4 EL Schlagsahne oder Milch
1 EL Rapsöl
2 EL gehackte Petersilie

1. Die Krabben mit Zitronensaft beträufeln, salzen und pfeffern.
2. Eier mit Sahne oder Milch kräftig verquirlen.
3. Öl in der Pfanne erhitzen, die Eiermasse hineingießen und bei mittlerer Hitze stocken lassen, bis sie am Rand fest wird.
4. Die Krabben einstreuen, untermischen und das Rührei fertig stocken lassen. Mit der Petersilie bestreut servieren.

Rührei mit Champignons und Tomaten

(Zutaten für zwei Portionen)

300 g Champignons
2 Tomaten
1 kleine Zwiebel
3 Eier
Salz, Pfeffer
3 EL fettarmer Frischkäse
1 EL Rapsöl
2 EL Schnittlauchröllchen

1. Die Champignons putzen und je nach Größe halbieren oder vierteln.
2. Die Tomaten waschen und würfeln, die Zwiebel sehr fein schneiden.
3. Die Eier mit Salz, Pfeffer und Frischkäse verquirlen.
4. Das Öl in einer Pfanne erhitzen, die Pilze und die Zwiebeln darin kurz dünsten.
5. Die Eiermasse über die Pilze gießen und zu einer festen Masse stocken lassen. Auf Tellern anrichten und mit den Tomatenwürfeln und Schnittlauchröllchen bestreuen.

Die Minuten-Diät: Gute-Laune-Drinks

Wer eher ein Morgenmuffel ist und in der Frühe noch keinen Hunger hat, kann sich mit unseren Guten-Morgen-Drinks einen optimalen Start in denTag verschaffen. Sie sind reich an Fitmacher-Vitaminen und Eiweiß, machen richtig satt und sind ruck, zuck zubereitet. Die Getränke eignen sich auch gut als kleine Mahlzeit zwischendurch oder als Dessert nach einem leichten Abendessen.

Genießen Sie unsere Drinks direkt nach der Zubereitung.

Beerentraum

(Zutaten für zwei Portionen)

100 g Himbeeren, frisch oder tiefgekühlt
100 g Erdbeeren, frisch oder tiefgekühlt
Saft einer Zitrone
400 ml Buttermilch
4 EL eines Vitalkost-Pulvers
flüssiger Süßstoff nach Belieben

1. Die entstielten und gewaschenen Beerenfrüchte mit Zitronensaft, Buttermilch und Vitalkost-Pulver pürieren. Wer mag, versüßt den Drink mit Süßstoff.

Nektarinen-Heidelbeer-Shake

(Zutaten für zwei Portionen)

2 Nektarinen
100 g Heidelbeeren, frisch oder tiefgefroren
Saft einer Zitrone
300 ml Dickmilch, 1,5 % Fett
4 EL eines Vitalkost-Pulvers
1 TL frische Minzeblättchen

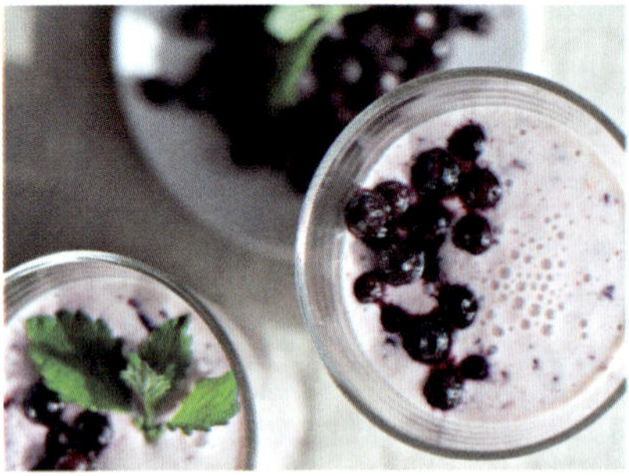

1. Die Nektarinen waschen, entsteinen, evtl. häuten, in kleine Würfel schneiden.
2. Die Nektarinenwürfel mit den Heidelbeeren, dem Zitronensaft, der Dickmilch, dem Vitalkost-Pulver und den Minzeblättchen in ein hochwandiges Gefäß geben und mit dem Pürierstab fein pürieren.

Kräuterbuttermilch

(Zutaten für zwei Portionen)

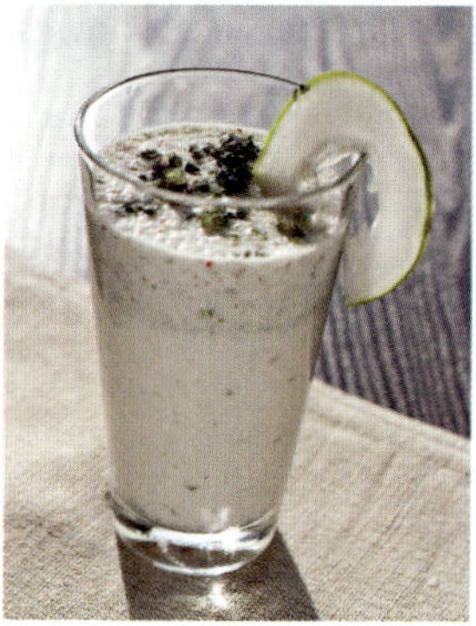

100 g Salatgurke
2 EL gemischte Kräuter, frisch oder tiefgefroren
750 ml Buttermilch
Salz, Pfeffer, einige Tropfen Tabasco, etwas abgeriebene Schale einer unbehandelten Zitrone
4 EL eines Vitalkost-Pulvers
frische Kräuter zum Garnieren

1. Die Gurke schälen und grob würfeln, mit den Kräutern und der Buttermilch im Mixer glatt pürieren.
2. Mit Salz, Pfeffer, Tabasco und geriebener Zitronenschale abschmecken.
3. Das Vitalkost-Pulver unterrühren. Das fertige Getränk in zwei Gläser füllen und den Rand der Gläser mit einer Scheibe Gurke garnieren. Mit frischen Kräutern bestreuen.

Mittagsmahlzeiten

Warme Leckereien mit und ohne Fisch und Fleisch

Ihrer Gesundheit zuliebe empfehlen wir Ihnen jede Woche drei Fleischgerichte, zwei Fischmahlzeiten und an den übrigen Tagen vegetarische Kost ohne Fleisch und Wurst.

Gerichte mit Fisch und Meeresfrüchten

Spagetti mit Forellenfilet und Fenchelsoße

(Zutaten für zwei Portionen)

200 g Vollkornspagetti
Jodsalz
1 Forellenfilet (ca. 250 g)
1 Stange Porree (ca. 200 g)
1 Fenchelknolle (ca. 200 g)
1 EL Rapsöl
½ Bund Estragon
2 EL Anisschnaps
50 g Sahne, 30 % Fett
Pfeffer

1. Nudeln nach Packungsanweisung in Salzwasser bissfest kochen.
2. Forellenfilets waschen, trockentupfen und in Stücke schneiden. Porree und Fenchel putzen und waschen. Fenchelgrün beiseite legen. Restliches Gemüse klein schneiden. Estragon waschen, trockenschütteln und – bis auf einige Blättchen zum Garnieren – hacken.
3. Öl in einem Topf erhitzen, Porree und Fenchel darin bei geringer Hitze circa 4 Minuten dünsten. Anisschnaps und Sahne unterrühren und die Fenchelsoße bei geringer Hitze köcheln lassen.
4. Gehackten Estragon und die Forellenstücke in die Soße geben und 2 Minuten zugedeckt ziehen lassen. Mit Salz und Pfeffer abschmecken.
5. Nudeln in ein Sieb abgießen und mit der Fenchel-Fisch-Soße auf Tellern anrichten. Das Fenchelgrün und die Estragonblätter darüber streuen.

Garnelen-Gurken-Pfanne

(Zutaten für zwei Portionen)

1 Schmor-oder Salatgurke (ca. 500 g)
1 rote Paprika (ca. 250 g)
2 Knoblauchzehen
12 Garnelen
3 EL Olivenöl
Jodsalz, Cayennepfeffer
80 ml Weißwein
30 g schwarze Oliven ohne Stein
1 EL gehackte Petersilie

1. Gurke schälen, entkernen, würfeln und salzen. Paprikaschote putzen und fein würfeln. Knoblauchzehen pressen.
2. Garnelen unter Wenden bei starker Hitze 2–3 Minuten in Olivenöl braten, mit Salz und Cayennepfeffer würzen und herausnehmen.
3. Gurken, Paprika und Knoblauch zugeben, 6–8 Minuten unter Wenden braten. Weißwein dazugießen, etwas einkochen lassen.
4. Garnelen, Oliven und Petersilie zugeben, mit Salz und Cayennepfeffer kräftig abschmecken.

Kabeljaufilet in Currysauce

(Zutaten für zwei Portionen)

300 g Kabeljaufilet
Zitronensaft
Jodsalz, Pfeffer
4 Frühlingszwiebeln
500 g Möhren
2 TL Rapsöl
100 g tiefgefrorene Erbsen
10 EL Gemüsebrühe
2 EL Sahne
1–2 TL Currypulver

1. Kabeljaufilet waschen, trockentupfen, mit Zitronensaft beträufeln, salzen und pfeffern. Frühlingszwiebeln und Möhren putzen, waschen, in Streifen schneiden und im heißen Öl ca. 5 Minuten andünsten.

2. Fisch und Erbsen auf das Gemüse legen. Brühe, Sahne und Currypulver verrühren und dazugießen. Alles etwa 10 Minuten ziehen lassen, dann abschmecken.

Tunfisch mit Tomatensauce

(Zutaten für zwei Portionen)

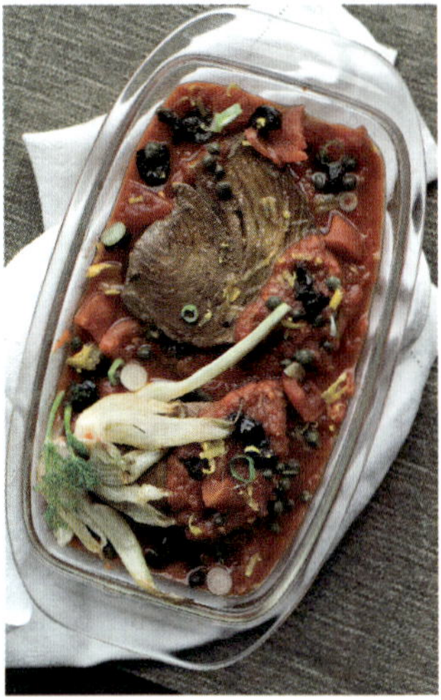

2 Tunfischfilets (à 150 g)
2 EL Sojasoße
1 kleine Fenchelknolle
800 g Tomaten
2 Zweige Thymian
1 EL Olivenöl
1 kleines Glas Kapern (Abtropfgewicht 30 g)
10 schwarze Oliven (50 g)
abgeriebene Schale einer Zitrone
Jodsalz, Pfeffer
1 TL Butter
2 EL gehackte Petersilie

1. Tunfischfilets waschen, trockentupfen, mit der Sojasoße beträufeln und kalt stellen.

2. Fenchel waschen, putzen, halbieren und den Strunk entfernen, in feine Streifen schneiden. Die Tomaten mit heißem Wasser übergießen und enthäuten. Das Fruchtfleisch vierteln und entkernen. Thymian waschen, trockentupfen und die Blättchen von den Stielen zupfen. Den Backofen auf 200 °C vorheizen.

3. Das Olivenöl erhitzen, den Fenchel und die Tomaten darin anschwitzen. Das Ganze bei mittlerer Hitze etwa 10 Minuten kochen lassen.
4. Die Kapern und die Oliven grob hacken und zusammen mit der Zitronenschale zur Sauce geben. Alles noch ca. 5 Minuten kochen lassen. Mit Salz und Pfeffer pikant abschmecken.
5. Eine Auflaufform mit Butter ausfetten, den Tunfisch darauf legen und die Tomatensoße angießen. Das Ganze mit Alufolie bedeckt etwa 25 Minuten garen lassen. Mit der gehackten Petersilie bestreuen.

Tipp: *Dieses Fischgericht schmeckt auch sehr gut mit Paprika oder Zucchini.*

Fleischgerichte

Putenbraten »Nizza«

(Zutaten für zwei Portionen)

200 g Schalotten
200 g Staudensellerie
200 g Porree
1 Knoblauchzehe
250 g Putenbrust
Jodsalz, Pfeffer
250 g kleine Kartoffeln
Salbei, Rosmarin, Thymian, Petersilie
2 EL Olivenöl
1 Zitrone
1 kleine Dose Tomaten
200 ml Gemüsebrühe
50 g schwarze Oliven ohne Stein

1. Backofen auf 200 °C vorheizen. Schalotten schälen, Sellerie und Porree putzen und waschen. Schalotten in Spalten, Sellerie und Porree schräg in Scheiben oder Ringe schneiden. Knoblauch schälen und hacken. Putenbrust abspülen, trockentupfen, rundum salzen und pfeffern. Kartoffeln schälen, waschen, längs halbieren. Kräuter waschen und jeweils die Hälfte hacken.
2. Eine große feuerfeste Form mit Olivenöl auspinseln. Fleisch hineinlegen, Gemüse und Kartoffeln rundum verteilen, alles leicht salzen und pfeffern. Die gehackten Kräuter über das Fleisch streuen. Zitrone heiß waschen, trockentupfen, ca. 1 EL Schale abreiben und über den Braten streuen. 2 EL Öl darüber träufeln. Im Ofen auf der mittleren Schiene ca. 15 Minuten braten.
3. Tomaten und Gemüsebrühe zum Putenbraten geben, vorsichtig untermischen. Braten weitere 50–60 Minuten garen, dabei 2- bis 3-mal mit etwas Wasser begießen. 5 Minuten vor Ende der Garzeit die Oliven zugeben.

Pizza-Schnitzel

(Zutaten für zwei Portionen)

2 Schweineschnitzel à 150 g
Jodsalz, Pfeffer
1 TL Vollkornmehl
Oregano
1 EL Olivenöl
1 Knoblauchzehe, fein gehackt
1 EL Tomatenmark
1 EL Wasser
1 TL getrocknete Steinpilze, fein gehackt
1 Tomate
60 g Mozzarella

1. Die Schnitzel flachklopfen, salzen und pfeffern. Das Mehl mit Oregano mischen und die Schnitzel darin wenden.
2. Das Öl erhitzen und die Schnitzel auf beiden Seiten braten. Dann die Knoblauchzehe zugeben.
3. Aus Tomatenmark, Wasser den eingeweichten Steinpilzen, Oregano, Salz und Pfeffer eine Marinade anrühren und mit dieser die Schnitzel bestreichen.
4. Die Tomate waschen und in Scheiben schneiden. Den Mozzarella in Scheiben schneiden und die Schnitzel mit Tomaten und Käse belegen.
5. Die Pfanne abdecken, damit der Käse schmilzt. Die Schnitzel mit frischen Kräutern bestreuen.

Hähnchenpfanne mit Mandeln und Koriander

(Zutaten für zwei Portionen)

2 Hähnchenbrustfilets (à 250 g)
1 kleine Zucchini
1 Zitrone
1 kleines Stück frischer Ingwer (ca. 1 cm)
1 Zweig Koriandergrün
1 EL Rapsöl
1 EL Tomatenmark
100 ml Geflügelbrühe
50 g Mandelstifte
¼ TL gemahlener Kardamom
½ TL Fenchelsamen
1 Msp. Nelkenpfeffer
1 Msp. Cayennepfeffer
Salz, Pfeffer

1. Die Hähnchenbrustfilets abspülen, trockentupfen und würfeln. Die Zucchini waschen, putzen und in feine Scheiben schneiden. Die Zitrone heiß abwaschen, trockentupfen und die Schale abreiben. Den Saft danach auspressen. Den Ingwer schälen und sehr fein würfeln. Den Koriander waschen, trockentupfen und hacken.
2. Das Öl in einer Pfanne erhitzen und die Hähnchenwürfel darin goldbraun anbraten. Das Tomatenmark zum Fleisch geben und erhitzen. Die restlichen Zutaten, bis auf die gehackten Korianderblätter, in die Pfanne geben und alles etwa 5 Minuten köcheln lassen. Dabei mehrmals umrühren und bei Bedarf mit Salz und Pfeffer abschmecken.
3. Das fertige Gericht auf 2 Tellern anrichten und mit Koriander bestreuen.

Tipp: *Genießen Sie dazu einen grünen Blattsalat.*

Zucchinicremesuppe mit Pfefferminze und Putenfleisch

(Zutaten für zwei Portionen)

150 g Putenfleisch
1 Zwiebel, fein gehackt
1 Knoblauchzehe, zerdrückt
250 g Zucchini
100 g Tomaten
250 ml Gemüsebrühe
Cayennepfeffer, Zucker
Saft von einer halben Zitrone
½ TL Salz
50 g saure Sahne oder Creme légère
1 kleines Bund Pfefferminze, gehackt

1. Putenfleisch würfeln und mit Zwiebeln und Knoblauch anbraten.
2. Zucchini in kleine Stifte schneiden. Tomaten mit heißem Wasser überbrühen, häuten und in Würfel schneiden.
3. Zucchini und Tomaten zum Fleisch geben und die Brühe zugießen.
4. Alles 10–15 Minuten bei geringer Hitze köcheln lassen. Mit den Gewürzen und dem Zitronensaft abschmecken. Saure Sahne oder Crème légère zufügen und die gehackte Minze einrühren.

Pfeffersteak mit Feldsalat und Roter Bete

(Zutaten für zwei Portionen)

80 g Feldsalat
1 gegarte Knolle Rote Bete
20 g Walnusskerne
2 EL Walnussöl
4 EL Sherryessig
Jodsalz, Pfeffer
400 g Tomaten
2 EL Öl zum Braten
1 kleine Chilischote
1½ EL Sojasoße
1 TL Honig
2 EL saure Sahne
2 Filetsteaks (à 125 g)
frisch gemahlener schwarzer Pfeffer

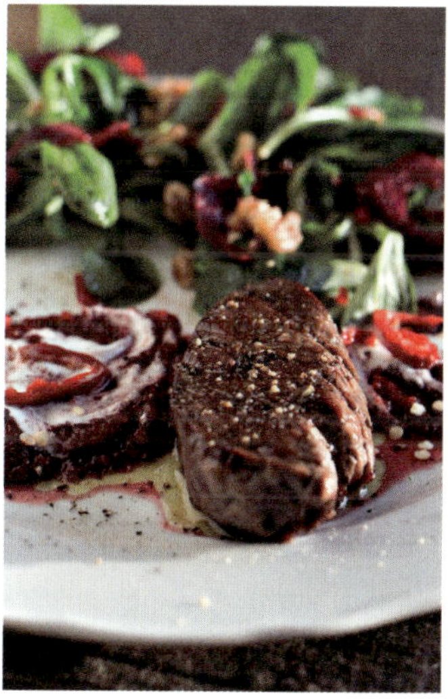

1. Den Feldsalat gründlich waschen, putzen und trockenschleudern.
2. Die Rote Bete in dünne Scheiben oder kleine Würfel schneiden. Die Walnusskerne grob hacken.
3. Das Öl mit dem Essig verrühren und mit Salz und Pfeffer abschmecken.
4. Den Salat kurz vor dem Essen mit dem Dressing beträufeln und mit den Walnüssen bestreuen.
5. Die Tomaten waschen und in Würfel schneiden. 1 EL Öl im Topf erhitzen, die Tomaten hinzugeben und unter Rühren zu Mus kochen. Dieses durch ein Sieb streichen. Die Chilischote waschen, entkernen und sehr fein hacken. Das Tomatenmus mit Chili, Sojasoße und Honig abschmecken. Die saure Sahne unterrühren und die Soße warm stellen.
6. 1 Esslöffel Öl in einer Pfanne erhitzen, die Steaks darin braten, mit Salz und Pfeffer würzen. Das Fleisch mit der Soße auf Tellern anrichten und mit dem Salat servieren.

Gemüsegulasch mit Rindfleischfrikadellen

(Zutaten für zwei Portionen)

für das Gulasch:

1 Möhre
½ rote Paprika
½ grüne Paprika
100 g Champignons
1 kleine Zucchini
1 Zwiebel
½ EL Olivenöl
Salz, Cayennepfeffer
1 EL gehackte Petersilie

für die Frikadellen:

200 g Rinderhackfleisch
½ Zwiebel, fein gewürfelt
½ altbackenes Vollkornbrötchen, eingeweicht
1 Ei
Thymian
Salz, Pfeffer
Paprikapulver
1 EL Rapsöl

1. Für das Gulasch die Möhren putzen, waschen und schälen. Die Paprika waschen, halbieren, entkernen und ebenso wie die Möhren in Rauten schneiden. Die Champignons putzen und vierteln. Die Zucchini waschen, putzen und in Scheiben schneiden. Die Zwiebel schälen und grob würfeln.

2. Für die Frikadellen Hackfleisch, Zwiebel, ausgedrücktes Brötchen, Ei und Thymian vermengen, mit Salz, Pfeffer und Paprika abschmecken und zu kleinen Frikadellen formen. Öl in einer Pfanne erhitzen, die Frikadellen von beiden Seiten anbraten und bei mittlerer Hitze etwa 10 Minuten braten.

3. Das Gemüse in Olivenöl anbraten, mit Salz und Cayennepfeffer würzen und ca. 5 Minuten dünsten, mit Petersilie bestreuen. Zusammen mit den Frikadellen auf vorgewärmten Tellern anrichten.

Vegetarische Gerichte

Champignons auf griechische Art

(Zutaten für zwei Portionen)

1 große Zwiebel
200 g Champignons
Saft und Schale von 1 kleinen Zitrone
2 EL Olivenöl
Jodsalz, gemahlener schwarzer Pfeffer
200 g vollreife Tomaten, 1 Bund Dill

1. Die Zwiebel schälen und in feine Ringe schneiden. Die Champignons putzen und waschen, große Exemplare vierteln. Mit dem Zitronensaft vermischen.

2. Das Öl in einer Pfanne erhitzen und die Zwiebeln darin glasig dünsten. Die Pilze hinzufügen und in etwa 5 Minuten bissfest garen. Die Pilze mit Salz und Pfeffer würzen und lauwarm abkühlen lassen.

3. Die Tomaten mit heißem Wasser überbrühen, enthäuten und in kleine Würfel schneiden. Den Dill waschen, trockenschütteln und fein hacken. Die Zitronenschale in hauchfeine Streifen schneiden.

4. Die Tomatenwürfel und den Dill unter die Pilze mischen. Die Champignons mit der Zitronenschale bestreut anrichten.

Tipp: *Eine ideale Beilage zu den Champignons sind frisches Vollkornbrot oder Vollkornknäckebrot.*

Gemüse-Gratin

(Zutaten für zwei Portionen)

1 Gemüsezwiebel
50 g Porree
150 g Aubergine
100 g Zucchini
100 g Tomaten
1 gelbe Paprika
100 g Champignons
50 g Zuckerschoten
1 TL Olivenöl
1 EL italienische Kräuter
Salz, Pfeffer
75 ml Milch, 1,5 % Fett
2 EL Sahne
1 EL Tomatenmark
1 Ei
1 Knoblauchzehe, zerdrückt
30 g Käse, gerieben, 30 % Fett i. Tr.

1. Die Zwiebel in feine Ringe schneiden. Das restliche Gemüse putzen, waschen und in Scheiben oder Würfel schneiden. Die Zuckerschoten ganz lassen.
2. Eine Auflaufform mit Olivenöl auspinseln und das Gemüse hineinschichten, dann mit den Gewürzen bestreuen.
3. Milch mit Sahne, Tomatenmark, Ei und Knoblauch verrühren und über das Gemüse gießen.
4. Die Form abdecken und alles 20 Minuten bei 200 °C Umluft backen.
5. Käse darüber streuen und weitere 10 Minuten im Ofen bräunen lassen.

Tipp: *Das Gemüsegratin schmeckt auch sehr gut als Beilage zu Fleisch oder Fisch!*

Eintopf mit roten Linsen

(Zutaten für zwei Portionen)

1 Stange Porree
1–2 Stangen Staudensellerie
1 kleine Zucchini
1 Fenchelknolle
1 EL Rapsöl
750 ml Gemüsebrühe
1 Knoblauchzehe
120 g getrocknete rote Linsen
40 g Parmesan, gerieben
einige Zweige glatte Petersilie
2 EL Tomatenmark
4 EL Weißwein
Jodsalz, frisch gemahlener schwarzer Pfeffer

1. Porree und Sellerie putzen, waschen und klein schneiden.
2. Zucchini und Fenchel waschen, putzen und würfeln.
3. Das Öl erhitzen und das Gemüse darin andünsten. Mit der Gemüsebrühe ablöschen und 10 Minuten bei geringer Hitze kochen lassen.
4. Die Knoblauchzehe schälen und zum Eintopf pressen. Die Linsen hinzufügen und alles weitere 10 Minuten köcheln lassen.
5. Petersilie waschen und trocken tupfen und die Blättchen fein hacken.
6. Den Eintopf mit Weißwein, Salz und Pfeffer abschmecken, auf tiefe Teller verteilen und mit der Petersilie und dem geriebenen Parmesan bestreuen.

Möhren-Orangen-Suppe

(Zutaten für zwei Personen als Hauptmahlzeit oder für vier Personen als Vorspeise)

4–5 große Möhren (ca. 300 g)
1 große Zwiebel
1 TL Rapsöl
500 ml Gemüsebrühe
100 ml Orangensaft, frisch gepresst
2 EL Crème fraîche
Pfeffer, Jodsalz
einige frische Basilikumblättchen
50 g Mandelblättchen

1. Möhren putzen, waschen, in dünne Scheiben hobeln. Zwiebel würfeln und in Öl glasig dünsten. Möhren untermischen und 4–5 Minuten dünsten.
2. Brühe zugießen und alles aufkochen. Abgedeckt ca. 15 Minuten garen. Suppe pürieren.
3. Den Orangensaft und die Crème fraîche unterrühren und die Suppe würzen, mit dem Basilikum garnieren.
4. Die Mandelblättchen in der Pfanne ohne Fett goldbraun rösten.
5. Die Suppe auf Tellern anrichten und mit den gerösteten Mandelblättchen bestreuen.

Feurige Kidneybohnen-Pfanne

(Zutaten für zwei Portionen)

1 kleine Zwiebel
100 g Möhren
75 g Porree
1 kleine Chilischote
½ rote Paprikaschote
½ grüne Paprikaschote
125 g Kidneybohnen
1 EL Olivenöl
2 EL Gemüsebrühe
1 EL Tomatenmark
1 EL Weizenvollkornmehl
½ TL Currypulver
1 TL Paprikapulver edelsüß
Jodsalz, Pfeffer
50 g saure Sahne
½ Bund Schnittlauch

1. Die Zwiebel fein hacken, die Möhren putzen und würfeln. Den Porree putzen, waschen und in feine Ringe schneiden. Die Chilischote waschen, entkernen und fein hacken. Die Paprika entkernen, waschen und in kleine Würfel schneiden

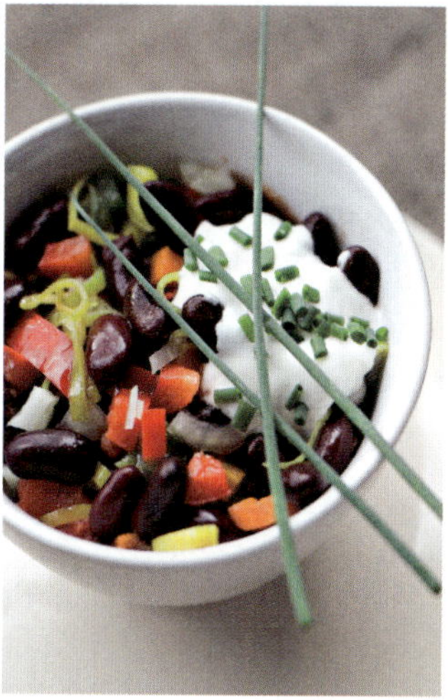

2. Die Kidneybohnen in ein Sieb gießen, abtropfen lassen und unter fließendem Wasser abspülen. Das Öl in einem Topf erhitzen und die Zwiebeln darin glasig dünsten. Möhren, Porree und Chilischote hinzugeben, nach ca. 10 Minuten die Paprikawürfel einrühren. Evtl. etwas Gemüsebrühe angießen. Dann die abgetropften Bohnen und das Tomatenmark unterrühren. Das Ganze mit Vollkornmehl bestäuben, umrühren und 10 Minuten bei geringer Hitze garen.

3. Die Bohnenpfanne kräftig mit Currypulver, Paprikapulver, Salz und Pfeffer würzen. Das Bohnengemüse auf zwei Tellern anrichten, mit je einem Klecks saurer Sahne bedecken und mit Schnittlauch bestreut servieren.

Tipp: *Wer dieses Gericht nicht vegetarisch genießen möchte, kann 400 g in feine Streifen geschnittenes Rinderfilet in Olivenöl anbraten und zu den Bohnen geben.*

Abendmahlzeiten

Schließen Sie Ihren Tag mit einem leichten, nicht zu üppigen Abendessen ab. Wenn Sie mögen und der Arzt es erlaubt, genießen Sie dazu ein Gläschen trockenen Rot- oder Weißwein, oder trinken Sie Mineralwasser, Kräuter- oder Früchtetee.

Wenn es in Ihren Tagesablauf besser passt, abends eine warme Mahlzeit einzunehmen, lassen Sie sich nicht davon abhalten.

Beachten Sie – wie auch bei der Planung der übrigen Mahlzeiten – Menge und Qualität der Kohlenhydrate. Sie müssen zu dem von Ihrem Arzt festgelegten Behandlungsplan passen. Wenn Sie sich bei der Abendmahlzeit nicht an eine vorgeschriebene Menge Brot- oder Kohlenhydrateinheiten halten müssen, empfehlen wir Ihnen, möglichst wenige Kohlenhydrate zu sich zu nehmen. Das schont die Bauchspeicheldrüse, hält den Insulin- und den Blutzuckerpegel niedrig und macht schlank.

Begeben Sie sich so oft wie möglich nicht direkt vom Abendbrottisch zum Fernsehsessel, sondern nutzen Sie Ihre Freizeit für einen entspannenden Lauf oder Spaziergang durch die Natur. Sie werden sehen, das tut Körper und Seele gut.

Auf den folgenden Seiten machen wir Ihnen einige Vorschläge für ein kaltes Abendbrot.

Räucherlachs-Meerrettich-Röllchen

(Zutaten für zwei Portionen)

250 g Magerquark
4 EL Milch, 1,5 % Fett
2 TL Meerrettich
Pfeffer
2 EL Schnittlauchröllchen
8 Scheiben Räucherlachs (ca. 160 g)

1. Quark, Milch, Meerrettich, Pfeffer und Schnittlauch verrühren.
2. Räucherlachs auf ein Küchenbrett legen, mit der Quarkmischung bestreichen und aufrollen.
3. Die Lachsröllchen mit einem Zahnstocher zustecken oder mit einem Schnittlauchhalm zusammenbinden.

Schinkenröllchen auf Salat

(Zutaten für zwei Portionen)

120 g Salatgurke
Jodsalz, Pfeffer
6 Scheiben Lachsschinken (ca. 120 g)
150 g Eisbergsalat
300 g Fruchtfleisch einer Honigmelone
2 EL Olivenöl
2 EL Sherryessig
2 EL Orangensaft
1 EL Sherry
Zucker oder Süßstoff
2 EL Schnittlauchröllchen

1. Gurke waschen, längs halbieren, entkernen und in dünne Streifen schneiden. Salzen und pfeffern. Schinkenscheiben der Länge nach halbieren und je circa 5 Gurkenstreifen darin einrollen.
2. Eisbergsalat putzen, waschen, trockenschleudern und klein zupfen. Das Melonenfleisch kleinschneiden.
3. Öl, Essig, Orangensaft und Sherry verrühren. Mit Salz, Pfeffer und 1 Prise Zucker oder einem Spritzer Süßstoff würzen.
4. Salat, Melone, Schnittlauch und Schinkenröllchen auf Tellern anrichten und mit der Marinade beträufeln.

Tomatensalat mit Hüttenkäse

(Zutaten für zwei Portionen)

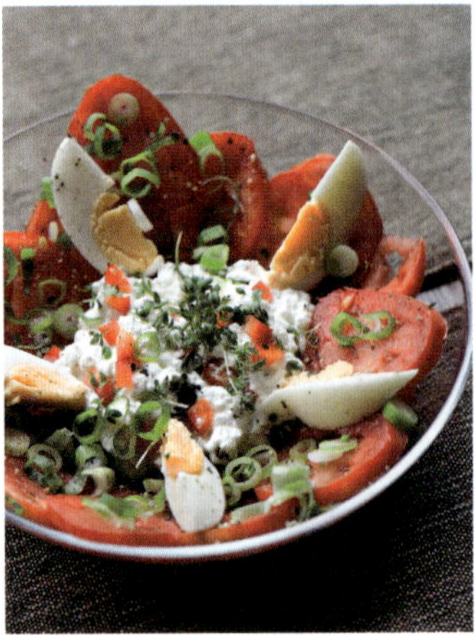

300 g Tomaten
Salz, Pfeffer
1 Bund Frühlingszwiebeln
2 Eier, hart gekocht
1 Paprikaschote (ca. 100 g)
400 g Hüttenkäse
1 EL gemischte Kräuter, frisch oder tiefgefroren
Paprikapulver

1. Die Tomaten waschen und in Scheiben schneiden, auf zwei Tellern auslegen und mit Salz und Pfeffer würzen.
2. Die Frühlingszwiebeln waschen, in Ringe schneiden und bis auf einen kleinen Rest über die Tomaten streuen.

3. Die Eier schälen, in Achtel schneiden und auf den Tomaten verteilen, dabei die Mitte freilassen.
4. Die Paprika fein würfeln und mit dem Hüttenkäse vermengen. Mit Kräutern, Paprikapulver und Pfeffer würzen.
5. Die Käsemasse in die Mitte der angerichteten Tomaten setzen und mit den restlichen Zwiebelröllchen bestreuen.

Geräucherte Putenbrust auf grünem Salat

(Zutaten für zwei Portionen)

200 g grüne Salatblätter
100 g Salatgurke
200 g Champignons
200 g geräucherte Putenbrust in Scheiben
300 g Naturjogurt, 1,5 % Fett
2 Gewürzgurken
2 EL gemischte Kräuter, frisch oder tiefgefroren
2 EL Zitronensaft
Salz, Pfeffer

1. Den Salat waschen, trockenschleudern und zwei Teller damit auslegen
2. Die Salatgurke waschen, die Champignons putzen. Beides in Scheiben schneiden und auf dem Salat auslegen.
3. Die Putenbrustscheiben dazulegen.
4. Den Jogurt cremig rühren, die Gewürzgurke in feine Streifen schneiden und mit den gehackten Kräutern und dem Jogurt vermischen.
5. Die Jogurtmischung mit Zitronensaft, Salz und Pfeffer abschmecken und über den Salat gießen.

Feine Matjesfilets auf Frühlingszwiebeln

(Zutaten für zwei Portionen)

500 g grüne oder gelbe Bohnen
2 Bund Frühlingszwiebeln
2 EL Olivenöl
125 ml Gemüsebrühe
Pfeffer, Salz
2 EL Apfelessig
2 Matjesfilets

1. Die Bohnen putzen, waschen und in Salzwasser bissfest garen.
2. Die Frühlingszwiebeln der Länge nach halbieren, waschen, putzen und in Ringe schneiden.
3. Das Olivenöl erhitzen und die Zwiebelringe unter Rühren darin andünsten. Mit dem Essig und der Gemüsebrühe ablöschen. Die Bohnen hinzugeben und die Flüssigkeit leicht einkochen lassen. Mit Salz, Pfeffer und dem Apfelessig abschmecken.
4. Die Bohnen mit den Zwiebeln auf zwei Teller verteilen, die Matjesfilets in Streifen schneiden und darauf anrichten.

Gefüllte Tomate auf Roastbeef mit Champignon-Rucola-Salat

(Zutaten für zwei Portionen)

2 Fleischtomaten
1 Paprikaschote (ca. 100 g)
100 g Zucchini
1 Zwiebel
2 TL Olivenöl
Cayennepfeffer, Salz,
Kräuter der Provence
100 ml Gemüsebrühe
200 g Champignons
100 g Porree
1 Bund Rucola
200 ml Kefir
2 EL Obstessig
2 TL Olivenöl
Salz, Pfeffer
200 g Roastbeef-Aufschnitt,
in dünne Scheiben geschnitten

1. Von den Tomaten jeweils einen Deckel abschneiden. Die Tomaten aushöhlen und das Fruchtfleisch würfeln.
2. Paprika, Zucchini und Zwiebel fein würfeln und im Olivenöl andünsten. Tomatenwürfel hinzugeben und kurz mitdünsten. Mit Gewürzen und Kräutern abschmecken.
3. Das Gemüse in die Tomaten füllen, mit der Gemüsebrühe in eine feuerfeste Form geben und im Backofen bei 160 °C circa 15 Minuten garen.
4. Die Champignons putzen und in dünne Scheiben schneiden. Den Porree längs halbieren, waschen und in feine Ringe schneiden. Rucola entstielen und alles auf zwei Tellern verteilen.
5. Aus Kefir, Obstessig, Olivenöl, Salz und Pfeffer eine Marinade anrühren und über den Salat gießen.
6. Die fertig gegarten Tomaten und das Roastbeef auf dem Salat anrichten.

Zwischen- und Spätmahlzeiten

Wenn der Arzt es Ihnen nicht ausdrücklich anders empfohlen hat, brauchen Sie nicht mehr als drei Mahlzeiten am Tag zu verzehren. Das schont Ihre Bauchspeicheldrüse, hält Ihren Blutzucker- und Insulinspiegel niedrig und beschert Ihnen eine gute Figur. Für den kleinen Hunger zwischendurch probieren Sie einfach mal unsere Rezepte ab Seite 91 (Die Minutendiät).

Wenn Sie aufgrund Ihres Behandlungsplans mit Insulin oder Tabletten kleine Zwischenmahlzeiten zu sich nehmen müssen, um Unterzuckerungen zu vermeiden, kommt es darauf an, dass Sie sich an die vorgesehene Menge der Kohlenhydrate bzw. Broteinheiten halten. Um sich vor nächtlichen Unterzuckerungen zu schützen, ist es oft sinnvoll, den Tag mit einem Spätsnack, der eine bis zwei Brot- bzw. Kohlenhydrateinheiten enthält, zu beenden. Hierfür eignen sich kohlenhydrathaltige Lebensmittel mit einer langsamen Blutzuckerwirksamkeit, die den Blutzucker also nur verzögert ansteigen lassen. Zu diesen Lebensmitteln gehören z. B. Vollkornbrot mit möglichst ganzen Körnern, Vollkornkekse, grobe Haferflocken und Jogurt mit Obst, vor allem Beerenfrüchte.

1 Brot- bzw. Kohlenhydrateinheit (10–12 Gramm Kohlenhydrate) sind z. B. enthalten in:

- 2 mittelgroßen Scheiben (20 g) Knäckebrot
- 1 Scheibe Leinsamenbrot
- 2 gehäuften Esslöffeln (20 g) grobe Haferflocken
- 1 kleinen Apfel (100 g)
- 8 Esslöffeln Blaubeeren (170 g)
- 15 mittelgroßen Erdbeeren (200 g)
- 12 Esslöffeln Himbeeren (200 g)
- 1 kleinen Nektarine (110 g)
- 1 mittelgroßen Kiwi (140 g)
- 1 kleinen Glas Apfelsaft, Orangensaft »natur« (⅛ l),
- 4 mittelgroßen getrockneten Apfelringen (20 g)
- 1 l Trinkmilch, Buttermilch, Dickmilch, Jogurt, Kefir

Das Wichtigste auf einen Blick!

- Verwöhnen Sie Ihren Körper jeden Tag mit einem abwechslungsreichen, leichten Rezept, wenn Sie möchten, auch mit Zwischenmahlzeiten.
- Trinken Sie reichlich: Zwei Liter Wasser oder ungesüßter Tee pro Tag sind ideal.
- Bleiben Sie in Bewegung!
- Werden Sie Experte, messen Sie täglich Ihren Blutzucker.
- Führen Sie ein Diabetiker-Tagebuch, in dem Sie wichtige Sachverhalte und besondere Ereignisse (Restaurantbesuch, Urlaub, Krankheit) notieren!
- Denken Sie an die Untersuchungstermine bei Ihrem Hausarzt!

Betrachten Sie dieses Buch als einen guten Freund, einen ständigen Begleiter. Nehmen Sie es sich jeden Tag neu vor.

Fachausdrücke und ihre Bedeutung

Adrenalin Hormon, das in der Nebenniere gebildet wird. Im Gegensatz zum Insulin erhöht es den Blutzuckerspiegel.

Altinsulin siehe Normalinsulin.

Arterien große Blutgefäße oder Adern.

Arteriosklerose Erkrankungen der Blutgefäße, bei denen es zu Ablagerungen von so genannten Plaques aus Cholesterin, Fett und Zellabfällen an den Gefäßinnenwänden kommt. Arteriosklerose ist eine der Hauptursachen für schwere Herzerkrankungen und Schlaganfälle. Sie wird begünstigt durch zunehmendes Alter, Fettleibigkeit, Rauchen, Bluthochdruck, erhöhte Cholesterinwerte und Diabetes mellitus.

Ballaststoffe nicht verwertbare Kohlenhydrate, Pflanzen- und Nahrungsfasern. Sie machen lange satt, regen die Darmtätigkeit an, senken die Blutfette und sorgen für einen langsamen Anstieg des Blutzuckers.

BE siehe Broteinheit.

Biguanide Medikamente zur Behandlung erhöhter Blutzuckerwerte.

Blutzucker die im Blut gelöste Glucose.

Blutzuckerwert beschreibt die Glukosemenge im Blut. Der Blutzuckerwert wird in mg/dl (Milligramm pro Deziliter) oder mmol/l (Millimol pro Liter) angegeben. Normal ist ein Nüchtern-Blutzuckerwert unter 110 mg/dl.

BMI Body Mass Index. Der BMI ist eine Maßeinheit zur Bewertung des Körpergewichts. Er errechnet sich, indem das Körpergewicht in Kilogramm durch das Quadrat der Körpergröße in Meter dividiert wird. Ein BMI von 19 bis 25 gilt als Normalgewicht, von 25 bis 30 als leichtes und ab 30 als schweres Übergewicht.

Broteinheit (BE) Berechnungseinheit für Kohlenhydrate. 1 BE entspricht 12 Gramm Kohlenhydraten.

Cholesterin Fettart. Cholesterin ist vor allem in tierischen Lebensmitteln z. B. in Butter, Fleisch, Wurst und Eiern enthalten. Außerdem wird es vom Menschen in der Leber produziert. Cholesterin wird als Baustoff für Hormone und Gallensäuren gebraucht. Zu viel Cholesterin im Blut ist die Hauptursache für Arteriosklerose.

Diabetes mellitus aus dem Griechischen, wörtlich übersetzt: »Honigsüßer Durchfluss«, womit der bei Diabetikern süße Harn gemeint war.

Fruktosamin-Wert Blutzuckerlangzeitwert, der Aufschluss über die Blutzuckereinstellung der letzten zwei Wochen gibt. Der Fruktosamin-Wert gibt Aufschluss über alle »verzuckerten« Eiweiße im Blutserum und wird immer dann ermittelt, wenn der HbA1c-Wert keine genauen Angaben liefert (z. B. bei speziellen Formen der Blutarmut) oder die Werte der letzten beiden Wochen für die Therapie von besonderer Bedeutung sind.

Fruktose Fruchtzucker. Fruktose ist als Zuckeraustauschstoff in zahlreichen Diabetiker-Lebensmitteln enthalten. 1 Gramm Fruktose enthält 4 Kilokalorien und damit genau so viel wie Haushaltszucker. Fruchtzucker wird nahezu insulinunabhängig im Körper abgebaut, schädigt aber das Körpereiweiß und ist daher nicht empfehlenswert.

Fuß, diabetischer Mit dem diabetischen Fuß sind infizierte Wunden an den Füßen von Diabetikern gemeint, die durch eine schlechte Durchblutung hervorgerufen werden.

Glucosidasehemmer Medikamente zur Senkung eines hohen Blutzuckerspiegels.

Glukagon Hormon, das in der Bauchspeicheldrüse gebildet wird. Es setzt die Zuckerreserven aus der Leber frei und erhöht so den Blutzuckerspiegel. Glukagon wird bei schwerer Unterzuckerung (Hypoglykämie) gespritzt.

Glukose Traubenzucker. Glukose ist der Hauptenergielieferant für die Körperzellen. Er wird über das Blut zu den Zellen transportiert.

Glykämischer Index auch GI oder Glyx-Faktor genannt. Der GI beschreibt die Wirkung eines Lebensmittels auf den Blutzuckerspiegel. Ein hoher GI bedeutet, dass die Kohlenhydrate des Lebensmittels schnell verdaut werden und ins

	Blut gelangen, so dass der Blutzuckerspiegel schnell ansteigt. Diabetiker sollten Lebensmittel mit niedrigem glykämischem Index bevorzugen.
Glykogen	Speicherform der Glukose. Glykogen kommt hauptsächlich in der Leber und in den Muskeln vor. Bei Bedarf wird es in einzelne Glukosebausteine zerlegt und ins Blut abgegeben.
Hämoglobin	Bestandteil der roten Blutkörperchen, der den Sauerstoff transportiert.
HbA1c-Wert	gilt als das Blutzuckergedächtnis des Körpers. Der HbA1c-Wert gibt die Konzentration der Hämoglobin-Moleküle an, die durch eine hohe Zuckerkonzentration im Blut Glucose gebunden haben. Mit dieser Messung wird die Blutzuckereinstellung von bis zu zehn Wochen vorher überprüfbar. Normalwert: 6,5 %
HDL	Abkürzung für »high density lipoprotein«. HDL ist die Transportform des Cholesterins im Blut. Es wird auch als »gutes Cholesterin« bezeichnet, weil es der Arteriosklerose entgegen wirkt.
Hyperglykämie	Überzuckerung
Hypoglykämie	Unterzuckerung
Hypertonie	erhöhter Blutdruck
Insulin	Hormon, das in der Bauchspeicheldrüse gebildet wird und dafür sorgt, dass die Zellen den Zucker aus dem Blut aufnehmen.
Insulin-Pen	stiftähnliche Insulinspritze mit austauschbaren Patronen und Nadeln.

Insulinpumpe	Gerät zur Verabreichung von Insulin. Die Insulinpumpe trägt der Diabetiker am Körper. Sie verabreicht automatisch die Grundmenge an Insulin sowie auf Knopfdruck eine vorher eingestellte Insulinmenge.
Insulinresistenz	Das Insulin wirkt im Körper nicht richtig. Eine Insulinresistenz wird durch zu wenig Bewegung, Übergewicht und falsche Ernährung ausgelöst. Sie besteht meistens schon mehrere Jahre, wenn der Diabetes festgestellt wird.
Insulinsentisizer	Medikamente zu Behandlung des Diabetes. Sie verbessern die Aufnahme von Glukose in die Zellen.
Kapillarblut	Blut aus den kleinsten Blutgefäßen.
Kohlenhydrateinheit	Einheit zur Abschätzung der blutzuckerwirksamen Kohlenhydrate in der Ernährung. 1 Kohlenhydrateinheit (KE) entspricht 10 bis 12 Gramm Kohlenhydraten.
Koma, diabetisches	wird auch hyperglykämisches Koma genannt. Gemeint ist eine tiefe Bewusstlosigkeit aufgrund einer Überzuckerung.
Laktose	Milchzucker, der in Milch und Milchprodukten enthalten ist. Laktose wirkt in größeren Mengen abführend.
LDL	Abkürzung für »low density lipoproteins«. LDL ist eine Transportform des Cholesterins im Blut. Es wird auch als »schlechtes Cholesterin« bezeichnet, da es die Entstehung von Arteriosklerose fördert.

Makroangiopathie	krankhafte Veränderung an den großen Blutgefäßen.
Maltose	Malzzucker. Maltose besteht aus zwei Teilen Traubenzucker.
Mikroangiopathie	Schäden an den kleinen Blutgefäßen, die als Spätfolge des Diabetes entstehen.
Nephropathie, diabetische	Störungen der Nierenfunktion durch einen jahrelang schlecht eingestellten Diabetes mellitus.
Neuropathie, diabetische	Störungen der Nervenfunktion durch einen jahrelang schlecht eingestellten Diabetes.
Nierenschwelle	Wenn die Blutzuckerwerte eine Konzentration von 150 bis 200 mg/dl im Blut übersteigen, wird Glukose auch im Urin ausgeschieden. Die Blutzuckerkonzentration, bei der die Harnzuckerausscheidung beginnt, wird als Nierenschwelle bezeichnet.
Normalinsulin	schnell und kurz wirkendes Insulin.
Nüchternblutzucker	den Nüchternblutzuckerwert misst man vor der ersten Tagesmahlzeit nach achtstündigem Fasten. Bei Gesunden beträgt der Wert maximal 110 mg/dl.
Omega-3-Fettsäuren	ungesättigte Fettsäuren, die vor allem in fettreichen Fischen enthalten sind. Sie können Gefäßkrankheiten vorbeugen.
Polyurie	extrem große Urin-Ausscheidung als Zeichen für zu hohen Blutzucker.
Proteinurie	Nachweis von Protein (Eiweiß) im Urin als Hinweis auf mögliche Nierenschäden.

Retinopathie, diabetische	Zerstörung kleinster Blutgefäße im Auge durch einen jahrelang schlecht eingestellten Diabetes mellitus. Die Folge sind Sehprobleme bis hin zur Erblindung.
Saccharose	Haushaltszucker, der aus je einem Teil Trauben- und Fruchtzucker besteht.
Spritz-Ess-Abstand	zeitlicher Abstand zwischen dem Spritzen von Insulin und der Aufnahme von Nahrungsmitteln.
Sulfonylharnstoffe	Medikamente zur Behandlung des Diabetes. Sie regen die Ausschüttung von Insulin aus der Bauchspeicheldrüse an.

Selbsthilfegruppen

Selbsthilfegruppen bieten eine wertvolle Unterstützung für Diabetiker. Jedes Mitglied weiß, was es bedeutet, mit Diabetes zu leben. Viele wichtige Informationen laufen hier zusammen. Hier können Sie vom Wissen und von den Erfahrungen anderer Diabetiker profitieren. Viele Selbsthilfegruppen laden regelmäßig Referenten ein, um ihre Mitglieder ausführlich zu Themen rund um den Diabetes zu informieren sowie Hintergründe und Neuigkeiten aus der Forschung vorzustellen. Wenn die Gruppe zu einem großen Verband gehört, ist es sogar möglich, dass Diabetiker Unterstützung bei Auseinandersetzungen im Alltag, etwa mit Behörden erhalten.

Diabetes-Selbsthilfegruppen leisten aber nicht nur Aufklärungsarbeit, sondern mischen über den Deutschen Diabetiker Bund (DDB) auch bei politischen Entscheidungen mit.

Deshalb empfehlen wir Ihnen, sich einer Diabetiker-Selbsthilfegruppe anzuschließen. Die nachfolgenden Adressen sollen Ihnen helfen, eine Selbsthilfegruppe für Diabetiker in Ihrer Nähe zu finden. Auch Ihr Arzt und sein Diabetes-Team sowie Mitarbeiter von Apothekern werden Sie gern dazu beraten.

Wenn Sie selbst eine Diabetiker-Selbsthilfegruppe aufbauen wollen, können Sie die vielfältigen örtlichen Einrichtungen und Organisationen nutzen: Landesverbände des Deutschen Diabetiker Bundes, Einrichtungen der örtlichen Behindertenselbsthilfe, der Wohlfahrtsverbände, der Gemeinde und der Kirchen können z. B. bei der Suche nach geeigneten Räumen, bei organisatorischen Fragen und vielleicht auch bei der Vermittlung von Referenten helfen. Hersteller von Diabetes-Arzneimitteln bieten häufig auch Informationsmaterialien zu Diabetes-Themen, Schulungsfragen und Adressenlisten an. Sie erhalten hier nicht nur Produktinformationen, sondern oft auch organisatorische und finanzielle Hilfen. Auch Arztpraxen, Kliniken, Apotheken, Alten- und Pflegeeinrichtungen können beim Aufbau einer Selbsthilfegruppe mit Rat und Tat zur Seite stehen.

Deutscher Diabetiker Bund e.V.
Bundesgeschäftsstelle
Goethestr. 27
34119 Kassel
Tel.: 0 5 61/703 477 0
Fax: 0 5 61/703 477 1
E-Mail: info@diabetikerbund.de

Hier erfahren Sie auch die Adressen der Landesgeschäftsstellen.

Diabetes-Forum
www.diabetes-forum.de

Über eine Suchfunktion können Sie Ihre gewünschte Gruppe nach Region, Postleitzahl, Ort, Namen oder Schwerpunkt finden.

Selbsthilfenetz
www.selbsthilfenetz.de

Nationale Kontakt- und Informationsstelle zur Anregung und Unterstützung von Selbsthilfegruppen
Wilmersdorfer Straße 39
D-10627 Berlin
Tel: 030/31 01 89 60
Fax: 030/31 01 89 70
www.nakos.de

Internetportale rund um Diabetes

www.diabetikerbund.de

www.mobilis-project.de

www.almased.de

www.deutsche-diabetes-gesellschaft.de

www.diabetesstiftung.de

www.profamilia.de
(Hier erfahren Sie Adressen von örtlichen Beratungsstellen zur Sexual- und Paarberatung)

Literatur

Diabetes mellitus

- *Gut leben mit Diabetes Typ 2.* Arthur Teuscher, Karl F. Haug Fachbuchverlag 2002
- *Vor dem Essen Insulin. Für die Behandlung des Typ-2-Diabetes mit Normalinsulin.* Monika Grüsser, Viktor Jörgens, Kirchheim 2004
- *Mit Insulin geht es mir wieder besser.* Viktor Jörgens, Monika Grüßer, Peter Kronsbein, Kirchheim 2004
- *Mit Diabetes komm' ich klar.* Nossrat Peseschkian, Günther Sachse, TRIAS 2001

Diabetes mellitus und Sport

- *Fit wie ein Diabetiker.* Hans Lauber, Kirchheim, Mainz 2004
- *Diabetes- und Sportfibel. Mit Diabetes weiter laufen.* Ulrike Thurm, Bernhard Gehr, Kirchheim 2005
- *Nordic Walking.* Kirsten Metternich, Compact 2004

Diabetes mellitus und Ernährung

- *Diabetes Typ 2. Stabiler Blutzucker und mehr Lebensqualität durch genussvolles Essen.* Elisabeth Lange, Südwest-Verlag 2001
- *BE – bequem berechnet, Tabelle für 530 Fertigprodukte, Süßigkeiten und Getränke.* Margarete Heusch, Anja Lemloh, TRIAS 2003
- *Kohlenhydrat- und Fettaustausch-Tabelle für Diabetiker.* Eberhard Standl, TRIAS 2002

- *Die große GU Nährwert-Kalorien-Tabelle.* Ibrahim Elmadfa, Waltraute Aign und Erich Muskat, Gräfe und Unzer 2001
- *Kochen und backen für Diabetiker.* Petra Ambrosius, Monika Cremer u. a., Bassermann 2003

Diabetes mellitus und Bluthochdruck, Herz und Kreislauf

- *Bluthochdruck senken ohne Medikamente.* Martin Middeke, Editha Pospisil, Klaus Völker, TRIAS 2005
- *Schnell informiert bei Bluthochdruck. Leicht verständliche Antworten auf die 80 meist gestellten Fragen.* Klaus Undeutsch, TRIAS 2002
- *Vitalkost für Ihr Herz. Gesund und fettarm essen nach Herzinfarkt und bei Herz-Kreislauf-Erkrankungen.* Michael Hamm, Helmut Gohlke, Angela Merklin, TRIAS 1998